# 明医至言

## 身心智慧：疗愈身体、安顿内心、成就幸福人生

尹明杰　著

Ashi Healing（阿是健康）出版社

ISBN（平装本）：978-1-967735-21-1

出版社：Ashi Healing（阿是健康）出版社

初版：2025 年

如需引用、合作或授权，请联系：

AshiHealing.com

# 自序

《明医至言》是我在多年治病救人、修心悟道、体察生命过程中的一份心灵记录。书中内容源自日常灵感的点滴笔记，是我在临床诊治、讲学报告、读经典、修内观，以及与患者交流时的所思所悟。它并非刻意为书而写，而是为记录当下智慧与感悟，以便与病人和有缘读者分享。正因其自然流露、真实深刻，深受众多病人和爱好者喜爱，遂辑为此书，愿与更多读者共勉共享。

全书贯穿我对生命、健康、修心、幸福与成功的理解。我相信：健康不仅仅是身体的无病状态，更是身、心、灵三位一体的和谐统一；而幸福，也不仅源于外在成就，更在于内在平衡与智慧的觉醒。健康、修心、幸福、成功——这一切的根源，在于您对生命的理解与实践。

我的使命，是通过对生命的深刻体悟，传播健康与生活的正念，为病人解除痛苦，帮助人们在身心健康中取得事业成功和生活幸福。我坚信，科学思维与中国传统文化的融合，高科技与中医的相辅相成，能够为现代社会提供全新的视角和解决方案。

书中内容涵盖"生命之道"、"中医之道"、"修心之道"、"幸福之道"、"健康之道"等主题，既有饮食、睡眠、情绪调节等生活实践，也有对中医思维和经典的体悟、对宇宙自然的观察、对心灵成长的思考与修炼。每一段落都自成一体，可随时随手翻阅任何一段，无需按顺序阅读，每一次阅读都可能带来不同的启发。

愿本书能帮助读者建立对生命和健康的正念和方法，领会中医与修心的智慧，并在繁忙复杂的现代生活中，找到身心平衡、健康幸福成功的道路。

体悟生命，随缘救度。一股清流洗人心，一剂良药济苍生。

尹明杰

2025 年于美国旧金山

# 目录

自序 ............................................................. i

生命之道 ....................................................... 1

    理解生命 .................................................. 1

    理解健康 .................................................. 9

    理解疾病 ................................................. 14

健康之道 ..................................................... 23

    身心整体观 ............................................... 23

    饮食与健康 ............................................... 33

    睡眠与健康 ............................................... 54

    运动与健康 ............................................... 62

    心理情志与健康 ........................................... 65

    自然与健康 ............................................... 84

中医之道 ..................................................... 97

    认识中医 ................................................. 97

    中医养生 ................................................ 145

中医诊断 ............................................ 177

中医治疗 ............................................ 185

论经典和医德 ........................................ 217

修心之道 ............................................ 251

识心修心 ............................................ 251

谈禅论道 ............................................ 259

幸福之道 ............................................ 285

人生智慧 ............................................ 285

宇宙母亲 ............................................ 318

爱心冥想 ............................................ 327

成功之道 ............................................ 349

使命与展望 .......................................... 359

结语 ................................................ 365

致读者 .............................................. 367

# 生命之道

## 理解生命

人，生命，可以说是身心一体，也可以说是身心灵三位一体。身就是身体，生理状态。身心一体的心是思维，感知和情志，心理状态。身心灵则进一步把心细分为心和灵，心是思维心，思想、情感状态，灵则是感知心，直觉和洞察，超越理性思维的智慧和领悟状态。按照科学说法，身心灵中的心可以理解为意识层次，是个人有意识的思维，灵则可以理解为潜意识和下意识，和宇宙能量一体相通的大智慧。

生命是身心灵三位一体，健康是身心灵的统一和谐。

你的身体不由你管，心跳呼吸；你的心也不由你管，心猿意马。所以他们不是你，但是你又确实觉得自己的存在。你到底是谁呢？这就是身心灵三位一体。你不是你，而是你们，是身心灵的结合，只有当你们都认识到这点，互相尊重相互关爱时，才会有健康快乐的和谐。

健康不仅仅是没有疾病或虚弱，而是身体、心理和社会适应的完好状态。这是世界卫生组织对健康的权威定义。健康不是简单的没有现代医学检查出来的器质性疾病，而是身无不适，心无不悦，社会关系无阻。健康的定义就包括身体、心理和社会关系三个方面。身、心和社会关系三个方面紧紧相连、互相影响。真正的健康使者可以疗愈病人的各种身、心和社会关系问题。

体悟生命的三个层次：1. 身体物质层次；2. 心理能量层次；3. 心灵灵性层次。要成为生命医生，必须层层明了。

人的身心健康，要理解和解决不同层次的关系：和自己的关系，和他人的关系，和社会的关系，和宇宙的关系。一个人和宇宙的关系是灵性（spiritual）问题。一个人可以体悟灵性，但不一定要信奉宗教。

每个人的一思一想、一言一行都在决定他（她）的生命和健康，能不谨慎观照乎？

生命学是凌驾物质科学技术之上的，因为他不仅仅有身体，还有心和灵。科学技术日新月异，对身体有更深入理解，但是生命学却固步不前，正是因此。

科学是完全基于逻辑分析的，机械运动是完全遵循逻辑的。而生命不然，否则夫妻母子都 100% 行动一致了。科学研究表明生命活动 95% 以上是潜意识的感觉（灵性活动），最多 5% 经过意识（思维心），唯有意识活动才可能有逻辑的参与，所以基于逻辑的就更少了。科学有其局限性，无法理解生命的真相，唯有体悟可知生命，体悟包括意识和潜意识两个层次。

机器没有不可修者，机器没有不可造者。人若是机器，请把尸体修活？请造一个血肉灵性的人来？

生命是无比强大的，可以征服恶魔巨蟒；生命是极其弱小的，可以在瞬间熄灭。全在你的用心呵护。

健康生命：留得青山在，不怕没柴烧。吃山不养山，山空无柴草。生命需呵护，健康在保养。若一身病痛，生命成煎熬。

生命非常脆弱，但人们总是视之为理所当然，直到为时已晚。

人皆有佛性，如来在心中；人皆有医能，神医在身中。

这个世界最强大最神奇的医生就是你自己，自己的自愈力和免疫力。你如果不相信自己的身体是这个世界最智慧的存在，对你具有这个世界最强大的疗愈能力，而指望一个读了十几年医学的人可以把你修理好，先问问那个修理你的人做出过人来没有？做出一个胃肠道能把苹果变成血液没有？

所有疾病的痊愈，都是靠病人自身的自愈力和免疫功能而痊愈。医生的作用是调理病人身体环境，让病人的自愈力和免疫系统功能恢复正常工作。

人心最强大，可以改变百世命运。人身最智慧，可以疗愈一切疾病。

病既能成，亦必可去。生命靠植物动物大地存在，疾病必可靠植物动物大地痊愈。自然能养大千生命，自然能愈一切疾病。

宇宙母亲大无边，创造你我和自然。为我生命和健康，药食一应皆俱全。

善待自己的身体以身体为友。身体是自己的生命，永远都不会和你作对。身体有无限的智慧和强大的自愈力。

治病之法，不当粗鲁地对抗、控制和压抑你的身体和症状。相反，应当顺水推舟帮助你的身体，嘘寒问暖，提高气水血循环能力，改变体内环境，让身体自愈能力不受控制压抑，得以自愈康复。他医控制你的身体，我还你身体自由，不同的思维，不同的结果。

没人喜欢被压制和控制，身体一样不喜欢被控制和压制。对抗性疗法压抑，控制，麻木甚至割除身体，把身体当作对立的敌人，于健康无益，于生命有害。

身体与我本一体，却因无智来对立。被人教唆反成敌，一场恶战两分离。

世界本一，无有出世入世。生命之健康快乐成功，三位一体，相辅相成，互不排斥。生命智慧之法，不仅让人身心健康快乐，而且事业功成名就。然此功成名就，以利益宇宙众生为根本，不以一己私利为中心。让生命阳光普照。

谈及生命，不能不谈死亡。人总有一死，然有死得体面和死得悲惨之别，有安心瞑目和昏沉而亡之异。死得体面就是有尊严地死亡，能够清醒和家人安排后事说再见，了此一心，安然而去。离去的过程清清楚楚。生命赋予人生这个权力，叫做回光返照。悲惨的死亡就是死得毫无人性尊严，倍受痛苦折磨，昏沉而死，没有回光返照和亲人说再见的机会。

回光返照：如果病人自然去世，比如说什么药都不用，或者用纯自然疗法像中医，病人会有回光返照和家人最后告别的时光。但在医院治疗，因大量化学药物镇静和压制，没有回光返照的可能，昏昏而逝。这昏昏而逝，不仅使病人无法了结今生，而且影响后世，所以修佛修道都强调清醒地离世，是生命升华的关键。回光返照是病像突然好了一样，人突然清醒精神，一般大概半天时间，不足一天。

人生最大的福报是预知时至，寿终正寝，无疾而终。

## 理解健康

世卫组织对健康的定义是非常好，非常全面的，包括没有疾病，心情快乐和良好的社会人际关系。大家只知道明显疾病症状需要治疗，却不知心情不好需要治疗，社会人际关系不好也需要治疗，而且都有有效的自然疗法。

一个身心健康的人，每天早上醒来时会对新的一天充满激情和期待，很想要做些事情。

当你身心非常健康的时候，全心是自信，浑身是力量，觉得自己可以征服整个世界！

如果你经常觉得力不从心，没有自信，生活没有愉悦，你已经不再健康，已经病了。

健康的身体有很多自我调节功能，比如说饿了肚子就咕咕叫，稍微困倦了就不由自主地打哈欠，久了不动就会自然地伸懒腰。当你不见这些自然现象时，你的身体已经不是理想健康状态。

物质财富无法给你身心健康，身心健康却可以加速创造物质财富。人们都在无意识中用身心健康换取物质财富，而不知用身心健康创造物质财富。

人生之苦莫大于身心痛苦，日夜煎熬，没有任何人可以代受。若遇有缘人点开这颗心、疗愈这个身，解除身心痛苦，享受健康快乐，这是人生无比之大幸。

唯在身体上，金钱地位权力都无用武之地。身体的吃喝拉撒无人可以代替，身体之痛苦更是无人可以代受。身体健康超越任何金钱地位权力。但是大部分人都本末倒置，明白的时候都太晚了。

病时方知健康难，行立坐卧不得安。山珍海味见欲吐，西施貂蝉无美颜。痛苦唯有自己受，无人可以代承担。功名利禄不能救，堆金如山亦枉然。唯有明医可指点，看你是否有福缘。

年轻人得个流感都十分难受，茶饭不思，头晕身痛，咳嗽不止。老来生病当何其难？最终不是看你有多少钱，而是看你有多少健康，因为再多钱也没有人可以帮你代受病痛之苦。

身心健康是一个人最重要的财富，也正因此，能够帮助你恢复身心健康的有缘明医，是你财富中最重要的一部分。

吾见众生真悲怜，生存拼搏为赚钱。一不小心成病患，辗转四方各医院。现代医疗高精尖，以为百病无忧担。哪知临证皆束手，控制一病十连环。千金万贯花费完，呜呼痛苦而归天。吾劝世人识迷途，生活医疗返自然。

治病和健康是两个不同的概念，一定要搞明白，分清楚。治病是以疾病为对象，把特定疾病控制或者消除为目标，不管对人体影响如何，是否引起其它疾病。健康是生命整体概念，整体健康或者全面福祉，以人为对象，以全身心幸福感的提高为目标。真正的医学和医生，要以病人的整体健康为目标，而不是以消除特定疾病为目标。真正的医生应该是整体健康使者。

健康是一种生活。治病只服了药，治了病，没有学会健康生活，那是未得真谛，浪费了生病的机缘。

健康是一生的工程，不是动几次手术、吃几种西药、甚至喝几付中药就能健康的。需要每天吃好、睡好、心情好，结合适度运动。

身心健康法：吃好，睡好，心情好，运动好；连接地球；连接自然；连接宇宙。

生命健康成功之法，以健康幸福为中心，兼成功素质的导向，事业成功自然水到渠成。与社会本末倒置之法截然不同，以成功为中心，而牺牲健康和幸福，本末倒置。

为人父母者不知医，谓不慈；为人子女者不知医，谓不孝。为人自己者不知医，谓无知。

自身是世上最好医生，自心是幸福唯一源泉。有病不要和身体敌对，爱抚让身体自愈而安。痛苦不要对自己埋冤，而要调心让幸福充满。

世界上最强大的治愈者就是你自己。温柔地唤醒他，他便成为你的勇士；粗暴地对待他，他便成为你的敌人。

身心合一，一心一人一世界；天人合一，医心医人医世界。

## 理解疾病

心之动，引起情绪之动，情绪之动引起气机之变，气机变化引起身体器质性病变。这是疾病发展过程。

何为治未病？先于器质性变化而治气机问题，是治未病，先于气机变化而调情绪，是进一步的治未病，调心则是最根本的治未病。山雨欲来风满楼，任何疾病在其未成为器质性病变之前，观其气机、察其气色便可知，便可治，何待亡羊补牢？！

你所发生的一切事情，顺境逆境，包括生病，都是有意义的，都是你成长过程的训练。不可荒废，只经受痛苦，没有从中得益，不仅白受此苦，而且此苦将会频繁出现，直至你从中学到了应该学的东西。

生病有何意义？大部分人整天神游，身心不在一起，如同二马分尸，形成疾病。疾病就是把你的心神拉回身体，使身心合一。把分离在外的心拉回来，关注和感受自己的身体。然而悟性高者，以病因缘而体悟生命，修持与宇宙母亲合一。

如何正确对待生病的身体？身心合一，永远不当敌视自己的身体，而当慰抚。生病时，更不能把身体当战场，炮轰雷击治疗。你爱身体，身体就会爱你。学习践行《尹博士健康快乐三部曲》，爱抚身体是健康快乐的基石。

得病除了正确治疗，帮助解决身体环境问题以外，应常和身体交流，感恩他多年无私的奉献，问问他你如何可以帮助他，这种交流和行动，他会努力痊愈。

疾病的症状，是智慧的身体在现有身体环境条件下，做出的最优化解决方案。从这个角度出发，可以说不是"病"，而是最佳解决方案。比如说身体供血不足，所以心脏加压加速，形成高血压高心率，而疼痛是告诉你那里出了问题，发烧是通过提高体温杀灭细菌病毒。

因为疾病的症状是智慧身体的最佳解决方案。通过控制病情压制症状治疗，智慧身体有两个选择：第一是对抗药物，药量越用越大，产生抗药性；第二是取次好的解决方案，就是产生新的疾病，比原来疾病更差，次优化的解决方案，因为最初疾病是优化的。现代治疗抗药性和副作用造成新的疾病，经常是两个同时发生，临床所见比比皆是。

虽说最好不生病，但生病也可转为好事。正确治疗不仅是一次免疫系统实战演习，也是身体排毒活动，更是调节全面平衡的良机。

疾病就是要你收心守身，使身心相聚，回归一体。如果你常身心一体，病自不生。你若生病而不知回归，则白受其苦，而且大病将至，必使你收心守身。

天下事大莫过病，生死攸关最无情。富贵贫穷皆平等，痛不欲生及丧命。

病人得病，不内省己过，反而动辄对自己的身体动刀子，和自己的身体大战三百回合，有的几个回合就完了，自己和身体都完了。即便身体暂时失败，必然卷土重来。唯有自省，与身体和好如初，身心不离不舍，方得健康快乐。

所有的精神心理疾病，都是身体生理疾病的表现；所有的身体疾病，都是情志心理疾病导致的问题。所以一切身心疾病，尽可从身治疗而愈；一切身心疾病亦可从心调理而愈。然而身心并治，双管齐下，事半功倍。

不要痛恨自己的疾病。疾病为我们提供了自我转变和升华的机会，改变我们的思维方式、感受方式、饮食习惯、人际关系。总体来说，使我们更关心自己和生活。

人体和宇宙能量本自一体。然而思维变化，把自己彻底当作独立个体的时候，便在虚空中筑起墙堡自封，气机开始虚衰。情绪的波动进一步影响能量的循环，形成气滞，气滞造成水患，水患形成痰阻血淤，百病丛生。

身体病因只有一个，就是内外系统环境失衡问题。治疗只需抓住一个根本，就是改变环境，恢复自愈。调整三大循环：气循环、水循环和血循环，系统环境自变，自愈力恢复，身体自愈，百病自消。现代人无法理解，只见表象万千，不知根本一理。曾治疗一些罕见病，名字离奇古怪的，从来没有听说过，但是一看舌照，病因病机一目了然，总不出三大循环，疗效和天天治疗的疾病一样好。

造成现在无数病人的三大原因：1.物质极为丰富，精神极其匮乏，压力山大；2.极其严重的工业化学污染和饮食污染；3.现代医学造成各种副作用，并形成严重医药污染！

从圣经看治病：上帝造人吹一口气使泥巴变成人，故治病要重在治气，而不是主治泥巴身。上帝造人，食物药物一应俱全，利用上帝创造的自然药物，是最上乘药物；上帝所造之人，是最智慧的存在，生病是智慧身体对内外环境问题的最佳解决方案，疗愈不在治病，而在调理内外环境。

治病不应该压制身体症状，而是要帮助身体解除对自愈力和免疫系统的压抑，使自愈力恢复，解除病根。

每付药都对身体嘘寒问暖，交通人天循环，唤醒体内神医，病人自愈。

身中本自有大药，世人愚笨不知晓。有病动辄起战争，对抗身体病不好。嘘寒问暖帮扶他，恢复自愈百病消。

疾病的抗药性，癌症治疗的转移扩散性，病毒治疗的变异性，都是病原体对抗的自有智慧，这是针对疾病治疗，而不是针对整体体质健康疗愈的结果。调节体质促进人体自愈，是最智慧的疗法。病原体可以抗拒外来的某种药，却无法抗拒内在的免疫系统。

癌症病人治疗正念：病人的目标不应该是杀死肿瘤，而应该是正常生活工作和学习；身体不是敌人，而是自己，不是战场，而是生存根本；和肿瘤不是你死我活，而可以和平相处；肿瘤不是急症，而是慢性病。

身体每个细胞都有他自己的智慧思维和行动。癌细胞是与身体失联的细胞，因身体环境变化，垃圾围困，无法正常通讯，不受身体智能的控制，如同失联的士兵。当你和他敌对的时候，他会迅速壮大到处转移扩散和攻击。当清理环境，让信息通道畅通的同时，应以爱抚的声音，呼唤他的回归。

# 健康之道

## 身心整体观

人体每个细胞都在不断重生，细胞血液肌肉骨骼时时都在变化，身体不断新生。因为重生有了修复能力，所以治病要靠自我修复能力。身体虽一直在变，你却认为自己是同一个人，所以人不仅仅是身体。你不舒服，不仅仅是身体问题，治病不仅要治这个身，还要治这个人，这个心。

---

心是人类最缺乏认识，却最法力无边的存在。生命所有一切活动都是心在控制，下意识控制自主神经又称植物神经，意识控制运动神经等等。所有病都是心病，所有性格问题都是心病，治心可以拔除所有病根，可以改变所有习性。《圣经》说"你要保守你心，胜过保守一切，因为一生的果效是由心发出。"(箴言 4:23 和合本)

物质钱财本来是为身心服务的，但是奴才变主子，物质钱财奴役身心。如果你有健康快乐的身心，你就是世间最富有的主人。

当你的身体和精神越来越好的时候，你看到的处处都是希望。当你的身体和精神越来越差的时候，你看到的处处都是绝望。

身心一体却又二元。身为心之体，心为身之用。身常居于一所，心常畅游四海。游子常累，若能回家一息，如子母相见，恋人再会，其乐融融。

身心就是一对情侣，因爱而和合为一。然世事之诱惑和繁琐，使他们同衾共枕而两相分离。

身心相合，如夫妻相会，然不失精伤神，却长养精神真胎。

身如慈母，心似游子。慈母挚爱，游子不知。子不恋母，母忆其子。游子整天沉迷于外，花花世界。慈母时刻守护在家，望眼欲穿。游子回家时，慈母已经年迈羸弱，甚至已经难见一面。身心一体，母子相守，平安喜乐。

人身百年，心灵无限。圣人养身心，上士养其心，中士养其身，下士虐身心。

心和身的关系：病起于心，负面信念和意念造成压力，打压身体自愈能力和免疫系统，耗散能量，所以得病。身体病了，心理负面意念不断，形成恶性循环。身体一旦有了器质性病变，必治身才速效。但不治心则根未除。治身如用水灭火，治心似釜底抽薪，身心同治方可速效彻底。

修心养性对健康至关重要，因为病由心生。但是一旦身体形成器质性病变，就不是调心那么容易治疗的了。光靠调心可治百病，是最大误区之一；通过运动锻炼可治百病就更加荒诞。这会耽误很多人的治疗。已病必须医治，修心锻炼只能辅助。


心不正，身必病；心不治，病根未去。但是江山易改本性难移，调不了心态啊！为什么？是因为身体有问题啊，身不治，心难正！治病不懂身心一体，不知如何身心同治，岂可救人于水火？古代高道服食药饵，助道正心，便是如此。晋代高道葛洪著《肘后备急方》，梁朝高道陶弘景著《辅行诀》等著名医书。所以如果你修行或者改变心态总是徒劳无功，调理身体，就可打开鸟笼放飞了。身有疾心难静。


心有千千结则身有千千结。心若虚空，来去无滞，通达无碍，则结节不生。

心有郁闷，身必淤滞；心有痛楚，身必疼痛；心中有结，身必生结。清心以防病，欢心以治病。.

是身体决定心情脾气性格？还是心情脾气性格决定身体？一个坏就带动另一个坏，恶性循环；一个好就带动另一个好，良性循环。身体不好，想脾气性格好是不可能的，反之亦然。身心同治形成良性循环，自然有好身体、好脾气、好性格、好心情。

身心康乐：身有健康和疾病，心有快乐和痛苦。健康是生活习惯，快乐是心态感觉。身病则快乐难生，心病则健康受损。身心病，恶性循环；身心调，良性互助。

现代社会压力山大。一个人对压力的耐受度，取决于她的身体状况，不是一般人认为的纯心理素质或者性格。岂不知心理素质和性格取决于身体状态。而身体状况，取决于你的饮食睡眠和适度运动，也可以非常有效地通过自然疗法和中医调理。

为医治人身，为道救人心。医道本一体，身心不分离。治身不医心，定难断其根。学医不求道，医术得皮毛。志定与神安，无欲无私念。医术为救度，别作摇钱树。救死与扶伤，解除病人苦。

欲穷千里目，更上一层楼。欲尽生命理，更入一念心。

人心佛性具足，因攀缘而失。人身健康具足，因恶习而伤。

通医，小术尔；识心，大道也。治人之身，受益一生；治人之心，受益无穷。为人，心健康则身健康；为医，治身不治心，未断其根。

吃好喝好睡得好，何愁疾病来相扰？淡名淡利淡欲望，何虑心情不舒畅？

少食少欲身心健。少食则身不忙，少欲则心不累，故身心安闲。

常谈治心，很多人未必理解，此是最高法，唯古代神圣之医所能为。清代名医程杏轩《医述》中说："古之神圣之医，能疗人之心，预使不致于有病；今之医者，惟知疗人之疾，而不知疗人之心，是犹舍本逐末。"不穷其源而攻其流，欲求疾愈，不亦愚乎"。

每人每天洗脸，甚至每天洗澡，却从来不洗心，想一想看？

治好身病，受用一生，此生此世；治好心病，受用无穷，生生世世。

现代人的特点：有知识没常识，聪明有余智慧不足，物质丰富精神匮乏。知识与常识的平衡，聪明与智慧的结合，物质与精神的共同富有，是创造力的源泉，是健康快乐的基础。

中国古籍和圣经都有记载上古之人长寿和智慧。古人用心感知世界，现代人用脑思维世界；古人内观真理，现代人外求真理；古人右脑发达，现代人左脑发达；古人重灵性，现代人重物质；古人除了吃穿别无烦恼，现代人除了吃穿都是烦恼。古代人有常识没知识，现代人有知识没常识。

小孩来到这个世界，哪个不会吃？哪个不会睡？哪个不会唱歌跳舞？此是人本有智慧。通过现代鸡血教育，科学思维，都不会吃不会睡，更不会跳不会唱。美其名曰长大了，成熟了，有知识。不过都是脑中一堆废物，心中重重枷锁。如果不会吃饭、不会睡觉、不会跳舞，就是清理脑中废物和心中枷锁的时候了。

人不呼吸可以活 3 分钟，不喝水可以活 3 天，不睡觉可以活 11 天，不吃饭可以活 21 天。看了这组数据你就应该知道吃喝、睡、呼吸对身体健康影响的级别和排序了。

人除了吃喝拉撒睡，其他都是多余的。但是很多人在追求那多余的东西，却不会了吃喝拉撒睡。

芸芸众生为财拼搏，如蝇见血似蛾赴火。不享三餐夜亦难眠，层层枷锁不见真我。

自己的身心健康是最重要最珍贵的。大部分人都不能及早的认识到，但是任何时候认识到都不是太晚，从现在开始。

在医学进入误区，动不动就手术切割的时代，每个人的生命最终目标，都应该在寿终正寝的基础上加一个全身而终。

基因与疾病：基因最多只是倾向，决定不了疾病，要依赖于环境表达。根据对一些双胞胎病人的观察，长得一样，疾病、兴趣、政治观点截然不同。许多人迷信基因，好像一切都是基因决定，其实不然，只需改变身体环境和心理状态，即可治疗所谓基因病。最可怜的是现代医学利用基因检测，让含有癌症基因的正常人，未病先割去器官以防癌。

一 30 多岁癌症病人，西医治疗两年来多次手术复发和转移。癌症年轻化是个普遍趋势。一是压力，物质追求造成极大的精神压力，同时癌症病人基本都有不堪回首的经历；二是工业和化学污染。貌似舒适的物质环境，远离自然，处处是污染。

华盛顿邮报刊文，谈大肠癌患者在美国越来越年轻化，20多、30多、40多……不仅仅大肠癌，各种癌症都在年轻化！文章说医学界科学界搞不明白原因。为什么？吃穿用度的化学污染、现代医学治疗明显增多造成的伤害，和从小就你死我活竞争造成不断的压力…同时说明癌症是老年人细胞老化突变理论的错误。

肺癌会在白领从来不抽烟的人中如此普遍，让医界费解。可能原因：1.《难经》说肝郁造成肺癌，现代人压力山大；2.汽车污染；3.肺为娇脏，没有娇养；4.中国人炒菜油烟。

## 饮食与健康

再大的事情都大不过吃喝拉撒睡。然而吃喝拉撒睡却处处有讲究。

人身体器官最多的系统就是消化系统：口、舌、牙、食道、脾、胃、肝、胆、胰脏、小肠、大肠、乙状结肠、直肠、肛门。宇宙母亲为了你的吃，花了这么多时间制造，便知其重要性。但是你每天花多少时间准备自己的食物和吃饭呢？时间比吃更重要吗？娱乐比吃更重要吗？宇宙母亲为了你吃着生存，还要造出各种各样的食物，煞费苦心，而大部分的人只用几分钟填满垃圾！

很多人问应该如何饮食，但是没有所谓科学饮食的一刀切方法。主要就是平衡饮食和排除食物过敏原和敏感原。最关键是排除自己的食物过敏原和敏感原。过敏大家容易知道避免，但是都缺乏对食物敏感和不耐受及其危害的认识。必须排除敏感食物，否则天天给你身体产生持续的压力而得病。食物敏感一则可以考虑常见过敏原，二则必须自己用心观察。另外就是平衡饮食，太多淀粉易得糖尿病，太多蛋白质易得肾病比如痛风。有问什么标准是太多，也无法一致量化。人总要获取能量，淀粉蛋白质和脂肪三大类，如果偏于一类作为自己能量来源，就会太多，需要平衡摄入。

研究报告指出，食用工业超加工垃圾食品，减少 15%寿命！通过对 54 万 50-71 岁美国人从 1995 年开始跟踪 20-30 年，饮用可乐汽水饮料和工业食品，像饼干、面包、火腿、香肠等，加了防腐剂、乳化剂、黏着剂等食品添加物，减寿 15%！自然全食物是健康之道，有机自然全食物最好。

研究表明，经常吃工业加工食品（如果每天达所有能量来源的 20%），不仅会造成肥胖、心脑血管病、糖尿病、癌症，还会使大脑认知能力下降加速 25%！所以一切健康从自己用全食物原材料做饭开始！

饮食之法，糖不可有。工业食品含大量的糖，淀粉也转化为糖。糖成为现代饮食健康问题的罪魁祸首。一病人饮食去掉一切糖、零食和工业食品，并减少白面淀粉，改为粗粮，没做其他运动，也没有减食挨饿，轻松减肥几十斤！这是有效减肥法，也是疾病预防和治疗的有效食疗法。

饮食的食物和治病的药物，都要有"上帝制造"的标签，全自然，全食物，全药物。药食一源，上帝制造，不可篡改。

全食物就是没有经过提取的，含有所有自然天成的成分，不只是某个提取成分，更不是化学方法合成的。全食物比如说菜地里的蔬菜瓜果，新西兰吃草放养的牛肉和牛内脏，喜马拉雅岩盐，喜马拉雅千年植物沉淀土，等等。

饭、肉、菜平衡饮食是唯一健康饮食法。各种流行饮食法，无碳、低碳、素食、高脂等，可能短期受益，长久必受其害：无碳肾病痛风，素食糖尿，高脂痰臁肥胖。平衡饮食、戒工业食品、不用化学合成的补充保健品，方是健康之道。

神说："凡活着的动物都可以作你们的食物。这一切我都赐给你们，如同菜蔬一样"。人类自古就是肉食动物，虽然也吃素食。上古时代都是围猎而食，我们遗传如此，要荤素都吃平衡饮食最健康。有些人因为宗教信仰而素食，如果真正信教身体力行，本身就对身心健康有很大好处。

现在人整天想办法摄取营养能量，却不知现代社会是个能量过剩的社会，糖尿病，高血压，高血脂，痛风，肥胖，脾胃病，四肢不温，等不可尽数之病，都是因为吃的太多，太大能量造成。减少一半食量能量，你就增加一倍健康！

在物质匮乏的过去，人们得的是营养不良的身体疾病；在物质丰富的今天，人们得的是能量过剩的身体疾病，再加各种压力造成的精神疾病。

每天海吃海喝的时候，山珍海味却味同嚼蜡；每天带三分饥饿的时候，五谷杂粮却美味无比。

如果你吃饭总是不香，总在想要找什么开胃的好吃的，一是你可能病了，需要治疗；二是你可能吃太多了，需要减食。减食，吃 7-8 成饱，不仅有利于提高食欲，更有利于健康和长寿。

每天至少 8 杯水之谬论：常遇病人每天大量灌水，因为医生或者养生大师们都说每天至少 8 杯水，也就是两升水，而且越多越好。此是害人之谬论，肾受到极大压力，脾胃肾阳渐亏，诸病遂生。听身体的信号饮水，有干渴感就喝。如果因为干渴喝 2 升或者更多，你已经病了，需要治疗。一年轻病人，每天喝一加仑水（4 升），连续一个多月，从健康到卧床不起，不能上班，医院检查不出任何问题，我让他停止喝大量的水，听身体信号，渴了就喝，3日而愈，正常上班。

美国运动科学家撰文批判每天至少 8 杯水的谬论！水喝太多不仅有害健康，也是可以致死的…治一抑郁症病人，接受邪说，每天至少喝一加仑也就是 4 升水，不抑郁才怪呢……为啥？阳气尽损！停止灌水，明显好转。

生命能量就是热能，要珍惜，不可浪费，避免冰冷寒凉饮食。活人和死人的区别就是没有了那点热能，生命能量。常有人问，西方人整天喝冰水不是都很好吗？岂知美国止痛药销量第一，止痛药不够就用大量毒品，毒瘾泛滥，还十有八九胃酸上反，此即喝冰水吃冷食的结果。饮冷食凉造成的疾病，不可胜数。

如果你只吃素，一定要注意补充维生素 B12。缺乏 B12，还可以造成贫血，神经麻木，等等。肉食的人不用担心，有充足的 B12，除非你有不能吸收 B12 的疾病。

避免流行饮食。各种流行饮食法，短期可能感觉很好，比如说减肥，精神精力好转，等等，但是，一般 6-12 个月就会感受其危害。无碳饮食肾病痛风，素食易患糖尿肥胖，高脂饮食痰瘫肥胖。还有生食法，蔬果汁法，蔬果酱法，等等很多，长期有害无益。

一病人跟流行的无碳水化合物（也就是不吃淀粉水果之类）饮食一年，减肥 20 公斤，各种疾病丛生，怕冷，四肢肩颈疼痛，脚不能上勾，腓总神经损伤，焦虑，恐惧。

现在年轻少女，受社会畸形的审美观影响，因为减肥，造成各种疾病。骨瘦如柴的女人真的美吗？一高中生病人减肥，月经也没了，西医要用激素，不说副作用，即便把月经逼出来，也是从内脏器官大脑等处抢来的血。

糖不可吃，盐不可缺。流行饮食有无盐饮食法，定不可赶这潮流。为什么？盐是生命不可或缺的，人体的水液就是盐水，否则细胞无法正常生存。肾纳盐，无盐则无力无精无神，如果有人不能吃盐，不是盐的错，是肾病了，要治肾。

饮食清淡，然盐不可去，糖不可加；起居简单，然六气当明，四季须顺。

今天和病人谈饮食，要去除最常见的过敏原：1.牛奶和奶制品；2.海鲜和水产品；3.坚果；4.麦类食品，包括面包，面条，馒头等等；5.鸡蛋。很多人不解，说自己不过敏。对食物的敏感不是要么过敏要么不过敏，是个从零，到轻到重的广谱反应，很多人检查不过敏，但是敏感和不耐受，虽然没有过敏的即时严重反应，长期食用敏感食物造成持续性的压力和慢性病。

现代医学提倡天天少量食用过敏食物，以克服过敏问题，同时鼓励食用小时候过敏，后来长大不过敏的食物。然而为了身体健康，第一应该避免任何过敏食物的刺激；第二，小时候过敏的食物，虽然长大可能不再过敏，但是还是有敏感性和不耐受，一样需要避开。否则会造成各种慢性病，比如说消化系统疾病，皮肤病，疼痛，疲乏，等等。

米粥可喝，牛奶要断。牛奶是最大的食物过敏原和食物敏感原，造成各种疾病，最常见胃肠道疾病和皮肤病。常服米粥则可养胃解渴补虚。

牛奶是世界上最大的食物过敏原，更多人敏感。很多研究表明牛奶造成胃肠疾病，皮肤病，骨质疏松等等。对，骨质疏松，虽然牛奶加钙号称补钙，误导无数人！美国是牛奶第一大国也是骨质疏松第一大国！你看到这就该戒牛奶了！为了产更多奶，人类给牛喂催乳素、为防奶牛生病用抗生素、为了保鲜用防腐剂……，牛奶是很不安全的食物。牛奶不是人喝的，我们祖先围猎吃牛肉，会去围猎挤牛奶喝吗？你如果有慢性病，停一个月牛奶和奶制品看看。你如果没有慢性病，继续喝，它就来了。大人喝牛奶是花钱买病。

很多人问喝婴儿奶粉和小孩喝牛奶如何看。婴儿没有母乳，婴儿奶粉一般可以，但也有很多人过敏，比如说湿疹，就用豆奶粉。如果豆奶也过敏，可以考虑深度水解的奶粉。小孩能正常吃饭的时候，就应该和大人一样正常吃饭，不喝牛奶，不吃奶制品，避免牛奶造成的问题。

在 BMC Medicine 上发表的研究报告，通过对 51 万中国人长达 11 年的跟踪调查，牛奶和奶制品升高癌症风险，特别是肝癌和乳腺癌。

海鲜和水产品是最大最常见的过敏源之一。皮肤病和肠胃不好的人，都应该戒掉。

保健品：世界上最健康的食品就是完全自然的"上帝"创造的食物，要吃全食物. 所有提取单一成分的营养补充剂、传销保健品等，也许刚开始感觉有点好处，长久使用必受其害。和自然合一是真正的也是唯一的健康之道。用药用食都要用"上帝"创造的全食物，药食同源。"上帝"的创造完全是因爱而生，保健品和传销品完全是因钱而在。

现代补充剂使用科学提取某个单一成分，不能平衡身体，可能造成冲击，形成副作用，与长久健康不利。化学合成的补充剂，更是有毒害而无益处。

不可不知：在分析了近 40 万美国人的健康和营养数据后，最新研究发现，服用复合维生素补充剂的人，比不服用的人，有稍高但显著的早逝风险。不要服用提成特别是化学合成的补充剂！要用全食物补充剂。

如果你服用任何维生素补充剂，一定确认是自然食品中提取的。服用那些一天一粒，化学合成的、硬似砖头的多种复合维生素，不仅没有益处，而且伤肝肾，造成疾病。

从量的角度，我们食物丰富。从营养的角度，我们营养匮乏。现代食物都是化学催长，有淀粉、脂肪和蛋白质的能量，没有各种矿物质、维生素等营养，更多化学毒素。所以对甜食成瘾，所以嗜食成瘾，所以肥胖以及各种疾病丛生。维生素补充剂等毫无作用，必须从有机全食物或者有机全食物补充剂中摄取。

现在的食品都是催长催熟的，土地没有营养，故植物缺乏营养；动物催长没有营养，只有热量。动物植物食品更有大量的化学药物，所以疾病丛生是必然的。要尽量食用有机食物。

食用动物内脏器官促进健康：肉食动物扑食，都会先吃内脏，剩下的多是骨架和肉。为什么？因为内脏器官营养最丰富。好在它们扑食的动物都是自然有机动物，不像人类吃的动物，都是各种化学药物喂出来的。现在食用动物都用催长剂和打了很多抗生素类药物，内脏有较大毒性，不宜食用。要吃自然有机健康动物的内脏，有极大的健康好处，也是吃什么补什么的传统智慧。

我告诉一病人要补充欧米茄 3（Omega 3），可以消除身体炎症，有益心脑血管健康。他们说医生有开欧米伽 3 的药。我说既然是制药的药物就把它停掉，服用自然全食物补充剂，比如说鱼子补充剂，或者其次选择鱼油。

吃饭也要全神贯注，在轻松愉快的环境中享受。不要看恐惧片或者让自己紧张的新闻，因为会造成消化系统的紧张和压力。眼赏其色，鼻闻其香，舌品其味，耳听咀嚼之声，亦是美妙的交响乐[微笑]

吃饭要用力咀嚼的奥秘：第一，粉碎食物增加唾液分泌帮助消化；第二，对牙齿锻炼，对牙龈按摩，促进牙周血液循环，保持牙和牙龈长期健康；第三，牙齿的有力运动唤醒脾胃，增进食欲，促进消化，吃啥都香。

用力咀嚼，不仅有利于锻炼牙齿牙龈，也锻炼颌骨和舌，增大口腔空间，减少打呼噜和避免呼吸暂停综合症，提高睡眠质量。当然用力咀嚼和多咀嚼也直接增进消化吸收，直接分泌唾液，刺激大脑间接控制肠胃消化液的分泌。

辟谷，又称为"绝谷"或"断食"，源自中国古代道家修炼传统，是指在一定时间内减少或停止进食谷物和其他食物，以达到修炼、养生或治病目的。现代科学证明辟谷不仅帮助身体排泄排毒，让五脏六腑得到休息，还可加速干细胞的再生，对细胞、器官和组织有很好的再生疗愈功能。

辟谷最好是在老师的带领和指导下进行。为了安全起见，自己辟谷不要超过三天，超过三天要有人指导和看护，避免适得其反造成对身体的伤害。辟谷可以帮助减肥，但更关键是身体系统健康，肝胆脾胃肠道健康，自然不会肥胖。健康的身体明白什么体重最佳。如果辟谷结束后回到过去的生活恶习，自然对体重没有持久的影响。

辟谷的第二天，不吃饭只喝水，看到什么食物都馋，闻到什么食物都香。所以平时也要常饿一饿自己，才知道生活是多么幸福的。

辟谷的第三天，不像前两天那么饿，也不像前两天感觉虚，精神挺好，中气很足。辟谷的时候可以真正认识到食物之美，如果平时看啥都不好吃，是因为自己吃太多了。

辟谷第六天。用慢煮锅煮多种蔬菜加 15 克大米，喝菜汁，不吃菜，虽然断食，不仅不饿，精力很好。西红柿、白菜、胡萝卜、红苋菜和自己发的有机绿豆芽，加 15 克大米固护胃气。

辟谷第七天，因为辟谷期间正常上班，还是觉得虚弱，精神精力不济。前 5 天啥也没吃，还是挺难受的，昨天开始喝一天慢煮的蔬菜汁，就舒服多了，开始逐步恢复饮食，精神精力也开始恢复。

辟谷结束，饮食继续保持以下习惯：1. 不多食，三分饥，见啥都爱吃；2. 清淡饮食，蒸煮为主；3. 吃饭专心，不干他事，不看手机电视。

八宝粥补气血：辟谷断食一周，恢复饮食补气血，自制一碗八宝粥：黑米、香米、大枣、桂圆、花生、黄芪。慢煮一夜，香甜可口。

如果让我给你推荐一个超级食物，非它莫属 - 刚发的绿豆芽，没有任何其它高价超级食物可以相提并论！其它水果蔬菜更不用提。买的绿豆芽是没有用的哦。要亲自动手发绿豆芽，待到豆芽刚蒙生，但是长得较短时，要生吃，甜脆可口。各种丰富的维生素和酶，吃几口，几分钟后就能感到精力更旺盛了！

吃蛋白扔蛋黄？别傻！蛋黄含有一半以上大脑神经器官需要的营养素。维生素 A、D、E，B2、B6、B12、叶酸、泛酸和胆碱，硒、锌、铁、磷...补中益气，养肾益阴，润肺止咳，能使心肾交，能教肺肾得循环，亦解虚劳不得眠。

豆腐的健康问题：素食是很多人的选择，或是因为信仰，或是因为健康，或是赶潮流。素食者，豆腐制品基本上每餐必备，以确保蛋白质的摄取。但是很多豆腐是用石膏做的，石膏大寒，久食胃必寒凉生病，所以买豆腐的时候，要认明是不是用了石膏。

每天几杯咖啡，不仅有咖啡因问题，更喝几杯化学毒素。纸杯比塑料看似更安全，其实未必。最新研究表明纸杯一样因为所用各种化学成分而有毒，也一样造成环境污染。

食用油与健康：植物籽油如豆油、菜籽油、花生油、葵花子油等等，含有大量Ω-6脂肪酸，造成炎症疼痛和慢性病。食用动物油包括猪油、牛油，或者植物果肉油如橄榄油、牛油果油和椰子油，都更加健康，减少疼痛发炎慢性病。另外一定要选择冷压榨取的植物果肉油，这样自然营养保持最好，处理中没有产生任何有毒化学物质。

苹果新闻，医生和科学家们原来说牛奶和奶酪要去脂肪，因为脂肪造成心脑血管疾病。现在改变说牛奶奶酪要用全牛奶！不是说全牛奶能够预防心脑血管疾病，而是去脂肪会更容易造成心脑血管疾病，有脂肪反而更好。为了健康，应该彻底戒牛奶和奶制品，因为造成各种慢性病。实在要吃就吃全牛奶。不用去脂牛奶，吃喝都要有上帝制造的标签！

研究表明，人造代糖甜味剂 sweetener，可以造成心肌梗塞和中风！过去研究表明甜味剂可以造成癌症！化学制造对食物的污染如此严重。服用自然全食物，方是健康之圣道。

寄生虫的危害，一般人会想到肚子疼，但是还可以造成自免疫病、头痛、痴呆、精神疾病、失眠多醒、癌症，等等。一般人认为现代都市生活没有寄生虫，但是和事实相去甚远。体检不一定查到，西药也不一定能治好。

人饮食从外界带入各种细菌以及寄生虫本来是常事，但是很多寄生虫细菌都过不了胃酸这一关。胃酸消化杀菌杀虫。现代很多人有胃酸上反的问题，使用胃酸抑制剂，让不产生胃酸，消化和杀虫功能都没有了，身体随之产生各种各样其他的疾病。

有文章说美国 80%的人有寄生虫，但医生都不考虑病人寄生虫，其他国家就更普遍了。养宠物的就可以断定有寄生虫，吃生海鲜水产品的有吸虫，吃不熟猪肉有绦虫，营养不良肚子常疼的有蛔虫，肛门搔痒的有蛲虫……

泛酸烧心现代医学说是胃酸过多，给你开胃酸抑制剂，大部分人开始稍有作用，但是基本都会越来越重。岂不知经常不是胃酸过多，而是胃酸不足，太过与不及症状类似。特别是体质差的人，基本上都是胃酸分泌功能减退造成的，可以使用胃酸补充剂。

口腔和牙齿疾病：现在人每天刷牙漱口杀菌，但牙病、补牙越来越多。牙病和其它疾病一样，也是越治越多。而出土的骷髅牙齿在泥巴里埋了 2500 年都不坏！根源就是牙膏和漱口液的化学物质造成的。一美国 30 年牙医用各种研究和他的经历证实了这个观点，并使用口腔益生菌治疗各种牙病和牙龈牙周疾病，取得显著效果。和抗生素一样，这些牙膏和漱口液的化学物质，杀死破坏口腔菌群，是牙病根源。

## 睡眠与健康

病是吃出来的还是睡出来的？睡眠比吃饭时间多多，我们每天花三分之一时间睡觉！。睡眠不好，脊椎不正，整个神经系统紊乱，或者不得休息，百病遂生。睡眠的质量取决于很多因素，包括起卧时间，睡眠时长，床垫软硬，枕头高低，睡眠姿势，呼吸如何，做梦多少，学问多多！

现在老年痴呆患者越来越多，比例越来越高。为什么？老
年痴呆和健忘症等记忆力问题，首要原因就是睡眠问题，
包括失眠、睡眠呼吸暂停综合症和打呼噜。所以睡眠问题
非同小可，必须治疗。

苹果新闻说，良好和充足的睡眠，可能对于防治老年痴呆
是最关键的。一个跟踪 8000 人 25 年的研究表明，每天
睡眠少于 6 个小时，可能增加 30% 得老年痴呆的可能性！
这不过是常识。睡眠有问题，不仅仅容易老年痴呆，可以
引起各种各样的疾病。

睡眠时间的重要性，肝胆疼痛不药而愈：一病人因肝区疼痛困乏疲倦来治，先按建议调整了作息，从过去凌晨 2:30 睡觉改为晚上 11 点前睡觉，并未用药，身体就有很大改观，肝不疼了，食欲好转，白天有精神了！病人不解，因为一样睡 8 小时，我说这就是天人合一，要顺从自然规律和自然生物钟。病人感慨地说"以前比较坚持睡觉时间够了就行。现在亲测实际并非如此，算是吃亏了，哎!"。睡眠要在 11 点以前入睡，以确保高效的肝胆排毒和免疫系统修复。


苹果新闻讲睡眠要用鼻子呼吸，用胶布把嘴封起来，这都是我常给病人建议的方法。封口的前提条件是你的鼻子呼吸畅通。鼻炎呼吸不畅通者不可用，要先治鼻炎。胶布两头一定要折起来，不要粘到脸上，便于撕开取下。封口睡觉，对减轻呼吸道症状和打呼噜，以及提高睡眠质量和全身体质都有很大好处。

《国家地理》刊文说很多人称封口睡觉好，有很多好处，但也要注意风险。文中只说到呼吸困难的人封口可能有风险，没有提到其它风险。那当然，呼吸困难的本来就病得不轻，需要治疗。我常建议病人在鼻子通畅的情况下，封口睡觉，解决口干口苦、打呼噜，提高睡眠质量和体质。

很多病人夜里醒来或者早上醒来，口干舌燥、咽干、口苦，但是白天没有。这一般是夜里睡觉用口呼吸造成的，可以用医用胶布封口睡觉。

正确的睡姿一般认为是侧卧蜷腿。侧卧是有很多好处的，特别是对打呼噜的人或者有呼吸暂停综合征的病人。平躺舌头容易掉入气管，阻塞呼吸，造成打呼噜和呼吸暂停综合征，不仅影响睡眠质量，还会造成很多疾病。如果没有这些问题，侧卧平躺看自己的喜欢和习惯。侧卧时最好在两膝之间或者两股之间夹一个小枕头，更好支持脊椎的自然形状。如果有打呼噜或者呼吸暂停，为了保证侧卧，可以考虑在睡衣背后缝制 2-3 个网球，使你夜里无法平躺。

睡眠睡姿和左右脑：右侧卧，左鼻孔通畅，左脑思维活跃，胡思乱想，不易入睡，梦多，睡眠质量差；左侧卧，右鼻孔通畅，右脑活跃，左脑思维减少，人放松，易入睡，睡眠质量好。

很多人失眠或者有睡眠问题，大脑停不下来，不由自主，思绪万千。此一般是心脾气血不足，心神不能入阴，可试用归脾丸。

给睡不好觉的人一个忠告，不要看，不要想明天都有什么事情，或者明天可能发生什么事情，明天的事情明天做。不要把过去带到现在，不要把将来强加于现在，这样才能够专注并享受当下。

做梦是身体自愈的重要手段。肺气不疏则梦哭，通肺气；肝气郁滞则梦怒，疏肝气。梦只在最深睡眠的阶段才会产生，是睡眠好的表现。但如觉得一夜做梦，是刚进深睡就醒了，一直进出不能深睡。最好的睡眠是梦而不知。无梦常是没有深睡。

睡眠是最好的壮阳药和提神法。人在夜里最深睡眠的动眼阶段，阴茎自然充血阳举，进行自我检查和修复，以保阳气充足。不能深睡则阴茎血管变窄堵塞，阳气衰竭加速以致阳痿。阳气盛则精力充沛，自信，争强好胜，阳气衰则没精打采，自卑，害怕社交。女人亦然。

睡眠呼吸暂停综合症是很普遍，但又缺乏认知的疾病，睡时气管被舌头堵塞停止呼吸，大脑把病人弄醒，收缩肌肉，以利呼吸，每小时可醒几十甚至几百次，但病人不知道醒，不记得醒。这病常和甲状腺疾病相关。打呼噜、醒来累、和整天困是主要症状。呼吸暂停综合症可以造成各种各样问题，包括缺氧，低血氧，高血压，中风，食管倒流反酸，注意力不集中，甲状腺疾病，记忆力减退，老年痴呆，等等。如果怀疑自己可能有这个病，就尽快约睡眠医生检查清楚，抓紧治疗。

《自然》发表研究报告，间断性睡眠毁坏血管！睡眠障碍不仅仅毁坏血管，可以造成各种疾病。很多病人，虽然本来不是因为睡眠问题而来治疗，但问诊睡眠情况时，70-80%都有睡眠问题！失眠和睡眠问题一定要立刻治疗，这样不仅会更加健康，而且精力充沛，事业成功。睡眠不好，则滋阴不足，故而血管硬化，没有弹性。

如果早上或者夜里醒来，浑身酸疼，而白天没有，很有可能是床垫或者枕头不适合的问题。可以试着换到其它屋子床上睡觉以确认。床垫和枕头对睡眠质量和健康有不可低估的重要性。

对床垫的软硬度的要求，和睡姿有关，不是硬板床就最好。平躺睡的人，垫子要硬些，支撑脊椎，枕头不要太高，影响脖子和呼吸。侧卧的人，床垫要软些，能让肩膀沉下去，枕头相对稍高，否则肩颈脊椎都可能疼痛。

如果早上醒来，头脑中不是充满着音乐的旋律或者很高兴新的一天，一般说来你的睡眠需要改善。

## 运动与健康

如何能够健康，这是大家都关心的问题，很多人认为自己很清楚，答案是锻炼！这是最大的误区，认为多锻炼就健康。健康之源是吃好、睡好、心情好，再加适度运动。很简单吧？你不需要为健康而汗颜！运动每天微微出汗即可，这叫做适度运动。过分出汗，津血同源，耗伤气血。

锻炼和健康是两码事：苹果新闻，健身教练 33 岁心脏病发作死亡。勒布朗·詹姆斯（LeBron James）儿子篮球明星心脏病突发差点死亡，还有很多橄榄球队员，足球队员，跑马者，心脏病突发死亡。

健康需要的不是锻炼而是运动。为了健康，不需要到健身房锻炼，也不需要任何的剧烈活动，但是一定要运动，就是动起来，包括在室外散步，在室内走动，干家务，都是运动，有益健康。

高官、创始人、高管、运动员、平民，突发心脏病死亡是不管你是谁的。一高管在跑步锻炼时猝死，时年 49 岁。不少运动员锻炼或者比赛时猝死。高强度运动锻炼对心脏病预防是没有用的，相反，过度运动对心脏有害无益。

中国文化处处体现智慧，运动也一样，不同与西方崇尚的蛮力运动法。打球跑马或每天健身房的人都一个个生病受伤，而练太极拳、易筋经、五禽戏或练精化气之术者，都一个个从病中康复。蛮力运动耗伤气血，智慧运动疏通补益双向调节，不仅康复身体，同时有效地调节心理。

深呼吸与身心健康：《庄子》大宗师篇说："古之真人，其息深深。真人之息以踵，众人之息以喉"。深呼吸可以解愤怒、不耐烦、焦虑、恐惧等各种负面情绪疾病。如果能够形成自然深呼吸的习惯，很多精神疾病迎刃而解。然而深呼吸关键在慢长，吸快呼慢，否则适得其反。

一女中学生病人，整天疲劳，一年快有半年时间感冒，一感冒就迁延不好，包括咳嗽。一看舌照就是水循环有问题。问诊得知她的主要运动是游泳，我说她病在水循环问题，游泳不宜，停止游泳。母女俩恍然大悟，说感冒都是在游泳后发生。

步行是一种最简单而最有效的运动方式，适合各个年龄段的人群，有很多好处，包括降血压，降血糖，降血脂，帮助睡眠，帮助胃肠蠕动消化排泄，保护心脑血管健康，等等。每天坚持步行 30 分钟，或者每天走 6000-10000 步，很容易做到。

在步行锻炼的基础上，如果能够赤脚走在草地上，同时达到接地的效果，和地球交流正负电荷，放去身上的电压，可以有效治疗各种炎症性疾病和疼痛，比如说风湿和类风湿等等，并减少现代无处不在的电磁辐射对健康的影响。

## 心理情志与健康

所有的精神心理疾病，都是身体生理疾病的表现；所有的身体疾病，都是情志心理疾病导致的问题。所以一切身心疾病，尽可从身治疗而愈；一切身心疾病亦可从心调理而愈。然而身心并治，双管齐下，事半功倍。

心理健康不仅仅是个人问题，更是个社会问题。因为心理问题不解决，疾病、自杀、他杀都在提高。美国现在有7000万心理病人，大概占20-25%的人口，自杀率比20年前高30%！这是有记录的数据，但是很多人有心理疾病而不求医，所以没有记录。

现代人为什么都高血压，高血糖，骨质疏松，肥胖，失眠？肾上腺皮质激素太高！因为心理压力太大，总处于战斗或逃跑的紧张状态，皮质激素就一直大量分泌。

科学之进步，带来了人类物质的极大丰富，助长了物欲的无限膨胀和唯物的错误认识。物欲的无限膨胀和唯物的错误信念，造成了精神的极大空虚和贫乏，故心理疾病泛滥。心理问题进一步造成身体器质性病变，身心不得安宁。

抑郁成灾：据苹果新闻，美国 2021 年每 4 个高中女生就有一个想过自杀！抑郁的中学生从 2009 年的 26%到 2021 年的 44%！应该反思一下这个世界怎么了？

研究报告显示，英国每 6 个年轻人就有 1 个有确诊的心理精神疾病！其实社会上心理精神疾病比例还要高很多，大部分人有心理精神疾病，没有去确诊甚至根本不自知。心理疾病要身心并治，才会有很好很快的疗效。西药治疗心理疾病，要么是神经抑制剂把病人搞成木头，要么是兴奋剂把病人搞成狂躁，且不说其它各种副作用，长期依赖西药人也基本就被废了。中医调好体质配合冥想和心理疏导，可以自愈。

中国有亚健康这个词，很多很多亚健康患者。亚健康是身
体问题。但是大家都没有认识到，基本所有的人都有心理
亚健康问题。性格的缺陷，心理的痛苦，都是心理健康出
了问题。如果你痛苦不断，已经是心理疾病，而不再是心
理亚健康。心理疾病，可以通过调平身体而解。

抑郁症和心理疾病经常出现自杀，有因为在公司工作不顺
利的，有博士研究生不顺利的，有创业失败的等等...既然
可以勇敢面对死亡，这个生存世界还有什么不能面对的
呢？！既然痛不欲生，何不寻求正确的治疗呢？大家应该
清楚，心理疾病不是没有办法治疗，利用中医和调心，身
心同治，心情和身体都可以很快好转的。

在《北大精神科医生：40%北大新生认为活着没有意义》
文章中，得精神病甚至自杀的人，都是开始思考人生的
人，可惜没有人给他们指明正确的方法方向，让他们发现
自己的生命宗旨... 他们其实是优秀之中最优秀者，稍加引
导可成为最有影响的一类人，可惜现在是最可悲的一类
人。

曾将 Zappos 公司打造成市值 10 亿美元的互联网巨头、
企业家、风险投资家去世，终年 46 岁。死前致力于推广
快乐，但是他的那种快乐是反自然的，靠吸毒带来快乐，
以吸毒的兴奋不睡觉或者很少睡觉提高工作效率，毒品致
使心理和精神疾病，最终夭折。快乐是纯净的和外界无关
的内心境界，违背自然不但没有快乐，而且等待的只是疾
病和死亡！

心理造成身体疾病：一病人早上醒来浑身疼痛，问他过去有没有什么时候不愿起床，说过去多年讨厌工作，讨厌醒来起床上班。治疗化解那件事，病就基本好了。你整天想的，身体会想办法让你满足的，无论好坏。要小心你愿望什么！

心态影响癌症治疗：一胃癌四期病人来治疗，已经做了 12 次化疗，身体虽已虚弱，但是精神很好，一切正常生活。我问她诀窍，她说自己只认为得了慢性病，从来没有害怕过，仅在医生最初告诉她结果时，迟疑犹豫了几分钟，然后就问医生怎么治疗吧... 心态在治疗中的重要性不容置疑。

心情对健康有着至关重要的影响。相对于细菌病毒等致病外因，七情六欲情志则是致病的内因。情志不仅可以直接造成心理疾病，也可以造成身体疾病。

最具破坏力的情绪，当属愤怒发脾气，不仅可能造成直接伤害，也造成免疫系统的抑制和损伤。哈佛大学的一项研究表明，一个健康的人仅仅回忆一下过去发怒时的感受，就会造成 6 小时的免疫球蛋白 IgA 抗体低落！生气愤怒直接抑制和伤害免疫系统。

一病人讲自己的事，说气得全头都疼。生气本想让对方痛苦，结果却是自受其苦，对方丝毫无损，亏不亏啊？

人性痛苦之根源是对变化的恐惧，对未来的焦虑，却又对过去紧抓不放。整个宇宙已经进入现在，通向未来，自己尚在过去，造成能量运动的反向分裂，故生痛苦。若时时刻刻与宇宙母亲同步，不纠缠过去，不担心未来，只注重现在，则痛苦不生。

不要担忧，越担忧，担忧的事情就越可能发生。为什么？不仅仅是自我暗示，而且周围的能量受大脑的指使，促成脑中担忧的画面。想象积极的画面，可以促成正面的事情。

人无法控制周围发生的人和事，但是人对周围发生的人和事的态度，具有完全自主性，是最终的、谁也剥夺不了的自由！快乐是你自己的选择。

缺乏耐心、急性子、和时间赛跑，对人体造成极大损害。这个世界一直在争分夺秒，提高效率，每个人都忙忙碌碌，尽快完成任务，从来摆脱不了时间压力，这种压力比其它情绪压力更持久，更普遍，造成心脏和心脑血管疾病以及免疫系统疾病。

我们生存的物质世界是个阴阳二元世界，有得必有失，有快乐必有痛苦。所以从物质上寻求快乐，必然会带来等量的痛苦。然而心灵世界是纯阳世界，心灵来的快乐无需有痛苦的阴影。心灵快乐之源是无限的。

纯精神的享受是无限的，因为那是无中生有。基于物质的享受每个人是有限的，用完就没有了，在一个方面多了另外一个方面就少了。比如说少食健康长寿。增强精神的修养，减少物质的欲望，是健康快乐之道。

快乐是自己的选择。

健康之道，吃好，睡好，心情好。快乐之法，看淡，放下，不计较。

私欲膨胀焦虑不止，私欲为水，焦虑是火，是为火水未济之卦；然而，水往下降以治其上炎之火，既为水火既济之卦。所以关键在于让私欲下降，焦虑自退。正确的教育是教人节制欲望，无论是孔子还是柏拉图都这么说，而现在的教育背道而驰。

性格决定成败，本性并不难移。你可以观察到一个人过去平和却变得暴躁，或从暴躁变平和。性格并不是天生难移，不过是身体状况的表现。很多人挣扎一辈子改变自己的性格缺陷，却不知几付中药调平身体，人就平和了，事业家庭就改善了。

人有左右脑：左脑是理性，右脑是感性；左脑主语音逻辑，右脑主感知感受；左脑主时间，右脑主空间；左脑主聪明，右脑主智慧；左脑主烦恼，右脑主快乐；左脑攀比高下，右脑一切平等。现代人极力培养左脑，故烦恼抑郁嫉妒不得快乐。

左脑主语音、分析、逻辑和时间，右脑主感觉、感情、艺术和空间。左脑不知快乐，右脑不识理性。现代教育极度开发左脑，失去平衡，成为痛苦压力的源泉。多用多练右脑、会使人更加快乐。右脑极度发达不平衡、也会乐极生悲，因为和现代社会格格不入，很多艺术名人自杀便为此因。

鼻炎与聪明智慧：左脑时间分析语言，右脑空间感觉艺术。左鼻孔堵塞，左脑语言分析聪明受影响；右鼻孔堵塞，右脑情感快乐智慧受影响。鼻炎不仅难受，而且影响聪明智慧，治好了，人会变聪明智慧。

艺术与健康：现代人整天殚精竭虑，左脑过度活跃，右脑极度压抑，是痛苦之根源。艺术是图像、声音、动作等主要使用右脑，艺术活动可以平衡左右脑，给人带来健康快乐。所以音乐，舞蹈，书法，绘画等使人更加健康快乐。

人高兴心情好的时候，经常会不自觉地满脑的音乐，余音绕梁。特别是醒来就如同群仙奏乐，欢迎新的一天。为什么？右脑活跃了，左脑休息了，右脑不再整天受到左脑压抑。左脑整天呼叫你还没有完成的事情，提醒你没有时间了，使人时时刻刻处于压力之下。

科学研究表明人类大脑 3000-5000 年前达到顶峰开始萎缩，现在已经减小了 10%！所以春秋战国时期智者辈出，达到巅峰。主要原因有二：1. 畸形发展花生米大小的左脑逻辑思维区；2. 过度依赖外界工具。因此致使脑部其它大部分区域退化。

说真，睡梦亦真；说假，现实亦假。无论你想象还是眼前发生的事情，无论是过去还是未来，只要你想到，对于大脑就是当下的真实经历。所以改变自己的思绪，可以立刻改变自己的身心状态。

一般认为时间可以愈合任何创伤，可惜时间只是埋没创伤，不是愈合创伤。必须你自己去愈合创伤。埋没的创伤是永远的压力，是永远的病根。

精神疾病可废人一生。现在心理疾患病人很多，自己都不寻求治疗和帮助，别人更是难知。利用中医，身心同治，疗效显著。抑郁症不难，躁郁症稍难，具有两个极端性，需要准确把握平衡点。只要病人愿意治疗配合治疗，治疗精神疾病不难。但是难在病人经常不愿意或者不配合治疗。

一个好的医生就应该同时是一个好的心理医生。如果病人要看专科心理疾病医生，我常建议他们看禅师和牧师而不是心理医生。禅师牧师对心和灵的理解和体验，是一般心理医生所望尘莫及的。牧师一般要比禅师容易接近。

不会治心的医生不是最好医生。这位刚进美国常青藤名校大学的患者，说看了两个心理医生，没用，是骗人的。但是告诉她妈妈说，跟我聊得很开心。前些天另一患者妈妈，问我要不要给孩子找心理医生，我说你恐怕找不到好的心理医生。上医治人，下医治病。如果她在美国纽约都找不到有用的心理医生，还指望全球其它地方有吗？

身心疾病和现实问题：治疗心理疾病患者，虽然利用中药和爱心冥想，身心同治，一般都有很好效果。但是，我在问诊过程中，还要体察有没有具体面临的现实问题需要解决，并且强调实实在在的问题必须自己面对和解决。现实问题包括工作、家庭、学习、和其它社会关系问题。逃避这些问题只会造成持久性的压力，使身心疾病无法痊愈。

信息压力：现今社会因为科技发展造成信息泛滥，电子邮件，各种社交网信息，象微信，垃圾信件，游戏，新闻等等，给人们造成极大的压力，而患身心疾病。学会屏蔽不理这些杂音，已经成为身心健康的必要技能。

如果你一早醒来脑海中充满音乐的旋律，你睡得很好而且会有愉悦的一天。如果醒来没有音乐，自己可以让喜欢的音乐在脑海中升起，开始愉悦的一天！

很多年前，对疯狂迷恋歌星的歌迷们很不解，手点蜡烛烧伤都不知，甚至愿意为歌星而死。对影星的狂热就差很远。因为歌星给歌迷带来心理共鸣和压抑情绪的宣泄释放，是一种强烈的心理需求。每个人都被情绪垃圾压的难以呼吸。

为什么现代人喜欢大喊大叫、活蹦乱跳的歌曲？为了发泄。可怜可惜每个人都压抑着无穷的欲望和情绪，歌曲给了他们发泄的途径，所以歌迷们无比的疯狂。但是发泄完了，还会再来，如同现代医药，不治根。古典音乐求静，是治本之法，对现代人太慢。

每个人都压抑着很多情绪，不得发泄，造成各种身心问题。做爱心冥想并结合宣泄疗法，可以有效地释放和化解。一个人关起门来，想哭就哭，想骂就骂，摔枕头挥拳头，把压抑情绪彻底清理，你会如释千斤重负，轻松愉快。视频诊治时，经常有病人泪流满面，泣不成声，当时就在有效地进行清理治疗，视频结束了，病人就轻松愉快很多，甚至病去一半。

人心对感知的反应永远都是现在时，过去的记忆现在想起来，或者对将来的想象，对心理的影响，就像现在正在发生的一样。你听到别人恐惧的事情，看电视里发生的事故，看恐怖电影，做恶梦，对你心理造成伤害就跟真的一样，所以保护你的心，杜绝接触负面。

常告自己我很好，内心喜悦心情好。常觉自己我很好，暖流 不断身体好。健康快乐无价宝，只在一声我很好。

要想自己健康快乐，首先要学会做人，要想自己为医、成佛、成道、上天堂，首先要学会做人。如何做人？1.首先要尽心尽责，责不尽心不安；2.事事必须了结，若千头万绪，则每件事都在心里拼命叫你；3.没有任何问心而愧之事，愧疚、恐惧、耻辱必将你的心拉向黑暗和痛苦。

如果只要一个改变，可以成为一个快乐的人，这个改变就是去掉攀比心。

痛苦很多源于两个错误信念：1.我要比别人好，我才好；2.只有自己面临这么多挑战和困难，别人都很好。其实这个世界上，没有任何人值得你羡慕嫉妒，因为他们和你一样困难重重。关键是你幸福与否，和别人如何毫不相干。

攀比之心和淫心是最难除的恶习。人本因淫而生，所有细胞根本都是性细胞，故难。攀比之心可以说是生存之本，需要竞争，故难。一个为生存一个为传宗。如果你总是觉得自己不如别人，就关掉你的朋友圈，你的朋友们整天晒美照，使你羡慕嫉妒恨，其实他们和你一样痛苦…

伤人最大者莫过男女之情，愈人最强者莫过母子之爱！一个有求，一个无私。

心口不一则自相矛盾，形成自我迷惑，打断身心能量自然周流，快乐不生，久之成病。自己整天都不顺心，如何指望事事顺心？心想可以不说，说则顺心。

六祖说"直心是道场"，不仅是修行的关键，也是身体健康的关键。直心不仅是真心，更要率直的让真心显现，不可扭曲。可是大家都心口不一，口是心非，造成身心能量矛盾，形成气滞血瘀，影响健康。真心所想未必要说，一旦口说，就要表达真心。

自卑的人，别人做的任何事情，或者说的任何话，都可能被认为是对自己的鄙视和不尊重。自卑的产生多是小时成长过程、生活环境造成的内心问题。病人认识不到，却错认为外界环境造成自己的各种问题。英国哈里王子的妻子梅根·马克尔（Meghan Markle）采访中 100%抱怨，心理疾病不轻，不愈合，不仅以后可能离婚，而且自杀念头还会再起。

人有什么放不下的，空着来空着去，本自一无所得，现在拥有很多，岂不该很满足？那些所谓成功人士，光芒四射，其实痛苦不堪，布兰妮，迈克尔·杰克逊不是更惨，哪个值得你羡慕？

你如果觉得人生艰难，不要抑郁，无需焦虑。任何人的人生，没有例外，都和你一样艰难，只是表现十全十美给别人看，把艰难深藏不露。然而认识人生本来艰难，是成长的一部分，便当坦然面对，不因艰难而痛苦烦恼。

一中学生治疗后办理复学，说教务处主任端着架子，打发人似的，挥之即来呼之即去。问为什么？虚伪摆架子的人非常多，那些人正因自卑，所以表现自傲。对上表现如奴才一样自卑，对下表现就像皇帝一样自傲。身心健康的人不亢不卑。

一个给别人带来很多痛苦的人，他自己内心一定是痛苦不堪。

不急不忙不担忧，平静耐心无烦愁。

人若能够，常念知足，常念感恩，烦恼自退，健康自来，快乐自现。而此一切，一念之劳，既不费力，也不费钱。

人能每日常感恩，身康体健病不存。人能每日常感恩，心悦神清不凡人。人能每日常感恩，人际社交皆圆润。

## 自然与健康

天赐予人心灵，轻清而上；地赋予人肉体，重浊而下。人立天地之间，与天地一体。敬天者得聪明智慧，爱地者得身体健康。敬天爱地，身心安康。


我们身来自母，来自地；心来自父，来自天。不敬地与母，则身病；不敬天与父，则心疾。


宇宙母亲造物一切皆有灵性，于身体，通天地神。人类合成制品一切皆是死物，于身体，有害无益。


自然是大宇宙，人是小宇宙，自然大宇宙循环的反常，火灾洪水等水深火热，必然会引起人体小宇宙内循环的反常。保护自然环境和气候，就是保护我们自己。

新英格兰医学杂志，英国医学杂志和柳叶刀等全球最具影响力的医学杂志，联合发文，呼吁立刻对气候变化采取措施，因为气候变化，造成不可挽回的灾难性健康问题。这种灾难性健康影响，不是将来而是已经，瘟疫横行，水深火热，各种无治疾病，枪杀暴力，不可胜数……

人类是自然界的一部分，和自然一起进化，我们的身体知道如何处理其他自然物质，但并不知道如何处理人造化学物质，如同地球无法处理塑料一样，久而久之百病丛生，以致肿瘤。现代医学直接把高强度化学药物打入身体血脉，副作用值得深思。

自然之道才是健康之本。

人之所需，自然具备。上帝对亚当夏娃说伊甸园里生命一切具足，药食具备！偷吃"聪明果"，自作聪明而被赶出伊甸园，经受疾苦死亡。现代人制造化学合成药物，用于生命，更是自作聪明。

病既能成，亦必可去。生命靠植物动物大地存在，疾病必可靠植物动物大地痊愈。自然能养大千生命，自然能愈一切疾病。

宇宙母亲高无上，唯一之神统四方。人与万物皆她创，自然药食愈百伤。

人于世界，顶天立地。需接地气，以养身体，食果吃肉。要接天气，以养心神。蘑菇轻轻上长，顶如华盖，大面积接天，纤细入地，故很多蘑菇是接天气调理心神的妙药，比如灵芝，猴头菇等等。

猩猩用草药自愈：苏门答腊猩猩搏斗受伤，造成脸部大伤口，咀嚼草药，连续七分钟在脸颊上涂抹药汁。然后将咀嚼后的药糊涂抹到伤口上，直到完全覆盖。研究人员没有看到任何感染的迹象，伤口在五天内闭合。一个月后完全康复了。猩猩平时不吃这种植物。

伊甸园里药自足：兆亿投入寻药物，踏破铁鞋无觅处。伊甸园里药自足，得来全不费功夫。

回归自然：人类生活从吃菜到吃肉到吃菜，从独栋房到蜂窝大厦到独栋房，从劳动到坐着到运动，从棉衣丝绸到化纤到棉衣丝绸，从有机食品到工业食品到有机食品。高级生活是圆运动，都在回归自然，是最终最上最好的！从自然疗法到现代医药工业疗法，最终回归自然是不可避免的最上乘。

抗生素虽是西药，但它的本质还是自然疗法。为什么？抗生素就是自然界的一物降一物，一种细菌抑制另外一种细菌，都是"上帝"造的物种，不是现代医学方法找一个活性成分做化学反应。中医以草药动物入药，是自然疗法，以菌入药也很自然，只是当时看不到菌，无法知其疗效。

《科学美国人》杂志刊文，研究显示，打破生物钟更可能得大肠癌等等各种癌症。岂止癌症？打破生物钟可能造成各种各样的疾病。人和自然本是一体，生物钟是自然规律。

地球表面 70%是水，人体 70%也是水。看似偶然，却是天人合一。科学研究说大西洋最重要的水循环可能停滞，对自然气候造成巨大影响，正如现在病人，基本每个病人体内水循环都出了问题，治疗病人正是大禹治水。如何给这地球治病？

治疗一刚出生 3 周的宝宝过敏性肠炎。为什么现在这么多小孩过敏？其中一个原因是剖腹产。研究表明剖腹产比自然生产的小孩过敏率明显增高，原因是没有经过产道益生菌的洗礼，也没有逐步习惯这个世界。人的每个生命过程都是有意义的。

华尔街日报刊文谈癌症年轻化大趋势，美国 50 岁以下人的癌症发病率从 2000 到 2019 增长 13%，去年全球 50 岁以下癌症病人数急剧增长。文中一纽约癌症中心医生指出，可能是食物污染和现代药物污染造成的。

越来越多的研究表明，微塑料进入体内形成心脑血管疾病和各种其它疾病。纽约最近立法禁止使用洗衣剂，因为洗衣剂造成大量微塑料进入体内。微塑料污染比比皆是，不仅仅是塑料瓶塑料袋，你穿的化纤衣服都在不断脱落进入体内。回归自然，一切穿纯棉吧！尽量不要用塑料瓶装的水和饮料以及塑料袋装的食物。

CNN 新闻报道研究发现一种人造化学成分广泛用于洗发膏，香水，饭盒，玩具等等造成每年 10 万美国人的死亡！所以我洗头洗澡刷牙都避免使用人造化学制品，使用纯天然物质，穿衣一身上下内外 100％棉！人造化学制品，包括西药，是地球上最大的污染，最难化解。人体和地球母亲都不知道如何处理。和人类一起进化的细菌病毒，身体都会搞定，但是化学制品是身体不知的怪物，只能堆积体内，所以癌症病人太多太多…

小时候"学好数理化，走遍满天下"。我很高兴自己学了物理，庆幸没有学习和从事化学专业。为啥？化学害人不浅！从化学制药到化学制品，处处污染。比如说，科学研究报告检查 80％的人血液里有微塑料，其对身体危害可想而知。

美国 FDA 审批通过实验室培养合成的鸡肉上市！这是用鸡肉细胞培养的肉，不是活鸡屠宰的肉，因为没有鸡，只有肉……比过去批准的转基因的三文鱼上市还荒诞！工业化和科技都只是为了眼前利益，于人于人类有害无益。

一病人对电磁辐射非常敏感，不仅自己不敢用电器取暖做饭和看电视，邻居使用她都难受，发麻，吃不好睡不好。电磁辐射对所有人健康的负面影响是肯定的。只是一般人感觉不清楚。比如说微波炉也会破坏食品结构，造成疾病。治疗电磁辐射造成的问题和疾病，每天赤脚在潮湿的草地或者潮湿的泥土上走半小时，释放自己身体电压。

打疫苗还是有风险的，采取以下措施以降低风险。第一，小娃娃病时要避免打疫苗；第二，不要盲从医生的计划一次打 3-5 种疫苗，这样危险，要求一次一种，分多次打，这样相对安全。

人体是小宇宙，自然是大宇宙，房屋周围环境和内部布局，决定自然的气机运转，影响身体的气机运转。曾讲体内全息对应，其实身体和居住环境也有全息对应。

高温一定注意不要中暑，美国每年高温都有中暑死人，特别是如果有无汗症，身体不能散热，会产生中风等。要注意乘凉，吃西瓜，和其它解暑方法。

皮肤干燥甚至干燥发痒的病人，应该避免每天洗澡，可以2-3天。

崇尚自然的人，吃穿用度力求自然，比如说吃的菜饭一定是原材料自己做，穿的衣服一身内外100%棉，刷牙用喜马拉雅盐或者海盐。上帝造亚当夏娃时告诉他们伊甸园里一切自足。

阳光明媚春意盎然，花香鸟语人乐犬欢。

常听鸟语以聪耳，常观远山以明目。常闻花香以醒脑，常晒阳光以欢心。

人间最美是三月，万物生发在此间。听莺歌，见燕舞翩翩，闻花香，觉风和日丽。男儿情深，少女怀春。生机处处勃发，四季最好时节。

鸟语花香，春风暖阳。庭院散步，悠悠自养。

世外桃源游：两岸山对峙，河边草木深。曲径通幽处，潺潺流水声。

大地怀抱：闲来静躺草地上，背靠大地面朝阳。展翅虽能翔九天，怎比落地踏实强？

私欲是水，人类私欲加速膨胀，是海水上涨洪水之源；焦虑似火，人人因私欲而焦虑不止，是高温大火之源；反之亦然，自然界的变化直接影响人类情志和身体健康，水火交融，火水未既，水深火热，人类则焦虑恐惧，水滞血瘀。这就是人类和自然恶性循环关系的现状。

人类和宇宙的关系，就如同婴儿和母亲。但是这个畸形婴儿，私欲无限膨胀，不满足吸吮乳汁，要把妈妈吃掉，变成比妈妈更强大的怪婴。

现代人类唯物崇拜、唯利是图，以自我为中心，不仅于生我养我的宇宙母亲，毫无感激报恩，恨不得吸干宇宙母亲的血，吃完宇宙母亲的肉，使自己成为巨婴恶魔，无异于癌细胞之于人体。

癌细胞可谓是人体最聪明的细胞，找到了长生不老术，欲望要吸取人体所有营养，使其他正常细胞无法生存，受穿刺和攻击后到处转移，但是最没有智慧，因为加速了自己的灭亡。无独有偶，看看人类很多人，正是宇宙体的癌细胞！

人类科技的进步，是有目共睹的，人类人性的堕落，是勿容置疑的。科技是外在的物质，人性是内在的心灵。对外在物质的无限贪婪，造成内在心灵的无限空虚。科技的日新月异，加速私欲的无限膨胀，不敬天不爱人，人神共怒，天灾人祸并起。

科技是双刃剑，科技越发达，人类的能力越大，破坏力就越大。进入工业社会这几百年来，人类活动对于地球生态环境造成的影响，比人类有史以来几百万年的总和还要多。科技的日新月异，正是人类越来越强大的掘墓机。

人类玩火自焚，愈演愈烈，从改基因植物，到改基因动物，到实验室生产没有动物的动物肉，现在上市实验室生产没有奶牛的牛奶，毒害人类的节奏越来越快！科技对物质的崇拜、对生命的无知，最终将毁灭人类。

# 中医之道

## 认识中医

中医是蕴含天地智慧的生命医学。它观自然之规律，循四时之变化，察气血之循行，借万物之灵性，调人身之平衡。中医不是简单的治病之术，而是心与身、人与自然的共鸣与契合，是生活，是文化，是哲理。针法，灸法，药法，手法，方法多样；饮食，导纳，太极，气功，不拘一格。旨在通经络，疏气机，调五脏，平阴阳。使人身心健康，幸福快乐。

人生天地间，天献此心，纯阳之气；地奉此身，石头草木机械物质。心身交合是为生命。人乃生命，而非机械物质。中医身心并达，是为生命医学。

中医调节体质平衡，促进人体自愈，是最智慧的疗法，是治疗一切疾病的根本策略。

中医是一种医术，是一种生活，是一种修养。如果你是中医师自己没有首先受益于中医，请不要行医，因为你还不懂中医。如果你是病人，看到中医师不懂生活，没有修养，请你远离，因为他不懂中医。

什么是真正的中医师，如何找到真正的中医师？一个按照《黄帝内经》生活和思维的人，才能称为中医师。睡眠、饮食、心情、心胸乱七八糟，即便有些医术，最多能称技师，因对中医没有根本体悟。

中医既简单朴素又博大精深，简单朴素不过日常生活，花草木石，博大精深则与天地一体，同神灵一身。

中医理论非常质朴，但非常有效。因其质朴，使人难以相信其效果。其实真理都是最简单质朴的，你日用之而不觉才是真理，高大上的都非真理。比如说大家现在都知道糖尿病是过食甜食糖类引起，中医理论就用苦治，什么最苦？黄连，苦瓜，这都是治疗和预防糖尿病的圣药！

中医之博大精深，三流岂能深入精髓？古时不为良相便为良医，即知为医要有何等聪明智慧。医圣张仲景本是长沙太守，因家族屡遭瘟疫，族人 10 年死去三分之二，故四十多岁发奋学医而成医圣！中医不是没有聪明智慧的人应该从事的职业。医者，神圣也，非常人能任！

人的每一个器官系统都奇妙无比。不说大脑，不说那精致的眼耳鼻舌，也不说五脏，连牙和牙龈都暗藏玄机。就那羞得不能见人的生殖器，甚至那令人不敢提及的肛门，都有着无穷的奥秘，再加上每个器官之间千丝万缕的关系，只有少有的最智慧的人才能洞见。很多人只把它们当作机械部件，远离生命本质。

大自然对生命以及万物的造化是人永远无法比拟的，甚至是思维不可理喻的。利用自然中药治病，很多病人陈年老病，受几年几十年的折磨，常一付草药下去就痛苦立减，几天或几周就可以稳定疗效而不退转。真是不可思议的！

生活之理就是中医之理。仔细观察体会生活的人，会容易理解中医、容易灵活运用中医。道本一体，理无二致。比如说蚊子水蛭吸血，所以是活血化瘀圣药，做菜炒茄子，见其大量吸油，就知茄子可以清理胃肠道油脂，降低血脂。

不把中医当作生活而把中医当作医学技术者，永不得其真谛。

中医博大又精深，不过生活指南针。吃好喝好拉撒好，困了好好睡一觉。寒来加衣风来挡，毛孔开阖把温调。治病不过调寒热，调汗理便清通道。愚人不知瞎干预，对抗控制还动刀。

中医是一种文化。中国文化根本于儒道。故医道同源、医易同源。易经为儒经之首。不识易不知道，虽可为医，不成大医。故孙思邈说"不知易，不足以言太医"。

中医不仅是一种技术更是一种文化。所以有无数的爱好者和无数的中医黑。没有任何其它技术有如此魅力。中西医不仅是一门医学技术的抗争，更是中国天人合一文化和西方以自我为中心、人物对立文化的抗争。中医不亡因为她基于真理和文化。

中国文化一通百通，根本就是天人合一。从合一而细分，化出阴阳、三才、四象、五行、八卦。我从修道和学易入门，修道直取天人合一，从上而下；学易经直取八卦，从下而上。中医之五行十二经尽在其中，一见即明，临床变通一在实践，二在看医案。

中国文化佛、道、儒、易、医、命、相、风水等等，本自一体，得其根本者，一通百通。因何如此？天地人本自一体同根。道生一，一生二，二生三，三生万物。得一者得天下，即是此意。

无极、太极、两仪、三才、四象、五行、六经六气、七星、八卦、九宫。道生一，一生二，二生三。中国文化取象比类，万物各有其数，万物各得其数。山医命相卜无不用此数，故称术数。这个数，一般用八卦数和河图洛书数。黄帝内经曰"法于阴阳，合于术数"亦即此意。

不仅中国文化一通百通，中医更是一通百通。体悟了生命本质，不管你什么病，西医常见病或从未听说的古怪名、罕见病，都可手到擒来！虽万象之纷纭，实一理而统之。否则尚未通中医。

中医源于道，乐小术者，不识大道，而常笑道。

佛道虽大无多子，不过不二，离阴阳而入太虚无极，纯阳之境，此心也；中医虽博无繁杂，不过阴阳，从无极入太极，阴阳相抱，此身也。

佛修心为性，医治身为命，道修心而治身，性命双修，故医道同源。

医法即兵法。《孙子兵法》道尽我用药策略 "百战百胜，非善之善者也。不战而屈人之兵，善之善者也"。不战而愈人之病，善之善者也。也就是说，百战百胜，算不上是最高明的。不通过交战就降服敌人，才是最高明的。不战而胜。这是高明中之最高明的！我的医法正是不对抗身体，不把身体作战场，而是帮助身体，让身体自愈，不战而胜，病去而身更强，此是治病最高明的方法。

科学研究需要书呆子才能成功；中医研究需要上知天文，下知地理，中通人事，才能成功。为什么？科学研究一点，中医研究一体。不会仔细观察自然和人情，无法成为中医高手，因为中医之理，就是自然之理。

一病人说，听徐文兵讲，不打坐的人搞不好中医。这是修心在学医中的作用，修行是体悟生命之法。很多人知道，好中医要山医命相卜全通，现代象倪海厦和少有的几人或可入此列。但是不知真大师还要通佛道儒之心法。佛道儒山医命相卜圆融者，百年难遇。

学习中医的关键是调整好天人合一的思想，观察生活，生活之理就是中医之理，此为入正道。既上正道，术易得矣。术就是知识技术，医术，在天人合一的思想指导下就容易学习。大道至简，得中医一理，可统万病。不像西医每科每病学习，知其一不知其二。

天人合一不只是理论，而是中医治病的准则。中医治病是开放系统，通过汗、下、吐使皮肤、大小便代谢的天人循环恢复运转起来，让疾病彻底离开人体。

中医治病，无需知现代医学病名，中医治病，无需用西医诊断，必求其本，不在乎病。《黄帝内经》说："无问其病，以平为期"，就是说根本不用知道什么病，只须细察阴阳五行失衡，调平即好。舌照可见虚实平衡，脉可感觉虚实平衡，依法治之，何须问病？另外世界卫生组织也以及把中医诊断在全球标准化，中医治疗无须用西医诊断。

药王孙思邈说： "古之善为医者，上医医国，中医医人，下医医病。" 治病关键为什么是治人呢？疾病都是从饮食起居工作生活中来，从言行举止一念一想中来。何为医国呢？树立正确的文化和价值观，以及生命观和健康观，直接影响人的社会关系、言行举止、生活工作。

中医治病法于道，道生一，一生二，二生三，三生万物。中医诊断不是诊断什么病，而是诊断为什么病，着眼于病因，故得其道则万病不离其宗，治垂死如同治感冒，治罕见病从未听说、从未见过的病，亦如同治咳嗽伤食。而现代医学建立和研究万病，但不知各疾病之间关系，故治疗一病，副作用常引发其他疾病。

中医之治病，不管你各种成千上万的病名，不管你内科、妇科还是外科，不管你白人、黄人还是黑人，不管你亚洲、美洲、澳非欧洲，不管你消化不良还是癌症，一通百通。只看阴阳五行之表里虚实寒热升降。虽万象之纷纭，皆一理而融贯。是最根本的医学。

一个真正好的中医师，就是一个三甲医院。为什么？本自一体，何来分科？不知一体，岂不是盲人摸象？虽万病之纷纭，以一理而融贯。一箭双雕若算超群，一方治十病是不是不可思议？

一家爸爸妈妈公公都 90 岁左右，自己夫妻俩，读研究生的女儿，都是我做家庭医生。评论说，不管什么年龄、不管什么疾病、不管轻重危急，我都能解决，真不可思议！一个好中医正是一个三甲医院，以一抵百，毫不夸张。

好中医必须是全科医生，否则还没有通中医！看皮肤只知皮肤，看月经只知月经，那已经违背了中医的整体观和系统观，是治不好病的。好中医必须对生命体处处通透。处处通透了，就根本不在乎什么病了。

万法归宗无非道，随手拈来皆是药。

治大国如烹小鲜，治大病如同外感。其理一也。得道之一，知术之万变。

中医之法就在阴阳五行生克制化，表里虚实寒热升降辨证，无问其病，以平为期。得此法者，得精髓。

中医之难学，因为她非常灵活，不是死板的知识；中医之易学，因为你一旦明白她，千病万病都随手拈来！万象之纷纭，一理而融贯。

中医无有定法：中医之美，在于她无有定法；中医之难，在于她无有定法。中医之成功，在于她无有定法；中医之失败，在于她无有定法。无有定法，全在医生的策略布局。

若一病人求治中医，善治肝者，从肝论治，有效；善治脾胃者，从脾胃论治，有效；善治肺者，以肺论治，有效；善治肾者，以肾论治，有效；善治心者，以心论治，有效。为什么？本自一体，会者，条条大路通罗马。

当一个医生真正体悟明白生命的时候，治疗疾病是不拘一格的，比如说病人都得胃病或无食欲，大家第一想到就是治脾胃。其实不然，有时通便而解，有时治脾胃而解，有时疏肝而解，有时补肾而解…因为他们之间相互影响，必当明察活用。

中医之"气"就是 life energy 生命能量，中医之"血"就是 physical body 躯体。躯体没有生命能量就是尸体。中医治疗秘诀在于调气，气动身随；西医治体，机械疗法。我治疗病人 80% 功夫调气，20% 调血，此是成功秘诀。

给西方人治病时，气就解释为生命能量，有时候引用圣经中上帝对泥巴造的亚当吹口气，就变成人了。讲经络就是能量循行路线。这既确切，也容易理解和认同。

人与地球：地球有南北极为轴，东西向旋转。如果南北极虚则地球不能成型，东西向不转则是死物一个。人亦如此，以南北极上下为轴，东西向左右气机升降旋转。我治所有病不外乎定心脾肾南北极、转肝肺东西向。此即"人法地"。悟者自得。

体用论：人为用，病为体。故上医治其人，下医治其病。

中医无绝症，成败在辨证。辨证若准确，再加用药精。无论啥病名，立竿即见影。废医存药辈，无知亦无明。

中医无绝症，关键在对证。辨证必准确，组方有策略。偶若有不验，辨证再调方。用药若对证，起死便回生。

中药疗效立竿见影，不是慢郎中。不是说病马上就彻底好了，但是效果应该短则一天长则三周见到，不是半年一年。中药停药后疗效一般是长期稳定的，不似西药天天吃，一停反弹加重。

和两位 ICU 昏迷病人家属谈中药治疗：昏迷病人观察疗效经常是第一付甚至第一次药，当天见到；3 天不见好转就难了；中药立竿见影是利用身体的智慧，身体是最智慧的存在，只要用对力，稍稍帮助一下身体，生命力就会发挥巨大的力量。

人有精气神，精有质，气无形，神无踪。病之历程多从上而下，起于神，伤于气而变于精。西医检查指标于精质之变，已经太晚！中医察气之变，更上一层。见其人，识其神，知其心性情志，病之将发，此为最上乘治未病之法，实为心法。

中医最善于治未病，比如说一舌便知五脏虚实平衡，即便病人没有任何症状，指标没有任何问题。做到扁鹊大哥治未病的功夫是可以的。但是有几人会相信愿意中医体检，未病先调呢？

为什么古中医一样能治现代人的疾病？为什么古中医还有如此神奇的疗效？科学的日新月异正因为她不是真理。古中医是上古时代人神共居创立流传下来的，是真理或者说接近真理，不在于发展。圣经和中国文化都记载人神共居的时代。

有些读者觉得我不应该说中医不科学。有些认为说中医不科学，就是否定中医。其实不然，科学是假设几个主要因素推理验证的一种方法论，寻求千篇一律机械性答案。中医涵盖真实多维元素却广泛得多，不是千篇一律，而是因人而异，是超科学。科学方法可能认识躯体和尸体的每个基因、每个电子，但永远无法认识生命，因为生命是多维的、霎那间变化的，不是低级机械运动。越微观越低级越低维，离生命越远，为什么？微观到电子运动，万物都是一样的；微观到化学元素，宇宙都是相同的。

为什么现在中医不能通过双盲实验科学验证呢？治病一为诊断，二为用药。这是医学的两大核心。是因为用西医科学诊断，用中医用药治疗。这种做法当然失败。如果用中医诊断配合中医治疗，临床验证结果就大不一样了。中医诊断是基于脏腑理论和经络理论为基础的，也称辨证，不是西医病名。中医诊断已经被世界卫生组织认可并列入诊断标准中。

世界本质是无数因素同时存在造成的结果，科学只看点到点，就是一个因素，一个原因造成一个结果。现代医学寻求一个活性成分。五行理论同时考虑 5 个因素共同作用，六经理论 6 个因素，八卦理论 8 个因素，所以更加接近事实。科学思维和真理相去甚远，所以日新月异，很多人把科学技术误解当作真理。真理是不变的。

科学方法是原因结果，总是寻找"一个"原因，是二维理论，以利于大规模控制和生产。西医科学处处在找疾病的"一个"原因和药物的"一个"成分。中医利用五行作用找病因和用药，是五维的，再加治心，即是六维。

中医的五行理论描述了五脏六腑之间的关系，被临床治病有效证明。五行理论被现代人不齿，因为教育的都是简单的科学一维两维思维，无法理解五维的关系。如果大家都会在工作生活中利用五维思维，很多事情就更容易理解和找到创新解决方法。

科技和生命是完全不同的两个层面。科技注重生产力和个人利益的最大化，而不注重生命和人性。科学提取物、化学合成物，都有害身心。而完全回归自然，使用纯天然物质，则有益健康和人性。否则，科学家营养学家可以不吃饭，天天打蛋白针，吊葡萄糖… 中药是纯天然全食物，是最好的健康食品，最好的健康之药，没有之一。人吃食物而生而长，人吃食物而得健康生存。

研究一点的人不仅不会懂一体，而且会说一体是错误的。为什么？盲人摸象。所以越是高知，越不理解中医，以致反对中医，因为被训练成了一点思维，而且坚信他的一点思维是真理，而不具备开放思想。

中医是不是科学暂且不论，中医绝对是艺术。不仅组方如用兵布阵，君臣佐使，海陆空并肩作战，艺术性极强，药方书法则直接就是艺术。

病人最常问的两个问题：第一，治过这种病没有？第二，有没有药方治这病？第一个问题治没治过，毫无关系，中医治疗以辨证施治为准则，根据病人体质平衡问题，不套病名用药，每个病人精准诊断，然后用药有的放矢，调平体质。第二个问题有关药方，自古以来药方汗牛充栋不计其数！所谓秘方，实为可笑，自古以来良方太多，只是没有精准诊断，无法正确使用，良方变庸方！拿一个药方就去治疗一种西医的病名，正是庸医大行其道的原因，也正是为什么很多人说中药没用的原因。


常有人问"能不能给我个治疗什么什么病的方子？"。中医必须先诊断辨证病因病机，才能出治疗方案，这称为辨证施治，但不能用西医诊断的病名做治疗方案，必须中医师自己望闻问切诊断。正确的问法是"能不能请你帮我诊治什么什么病？"。

病人最常问的问题之一是能不能治好他们的病。无论中医还是西医治病，没人可以保证疗效。大医治病十有七八，何况都是疑难不治之症。其实我比病人更期待疗效，心情随疗效起伏，五天不见效我就不高兴，三周无效就让病人另请高明。唯望同行快乐历程。


病人喜欢问治不治这病，治不治那病。好中医就是全科，因为生命体一通百通！所有的身体疾病，心理疾病，性格问题比如自卑，事业问题，都是生命体本质问题的不同表现而已。调好了生命体本质问题，一切都随之而愈。现代医学为各种病起了很多花里胡哨的名字，似乎就有了诊断结果，其实他们不知病因，无法治疗。中医更注重患者的症状和体质病因，不在乎西医病名。

病人有时候拍照片或描述症状，问我是什么病，也就是西医病名。我可能也不知道西医病名，但是我知道他为什么得这个病，也就是病因病机。中医治疗不需要知道这是什么病，只要看他五脏六腑 12 经脉哪里病了，直取病根即可。这就是中医的厉害之处：虽万象之纷纭，须一理而融贯。

一病人无处不是病，列了长长一串来治疗，被西医各科都看遍了！问这个能治不，那个能治不？我说我调理你体质根本，所有的病都跟着好转！我治病是把身体当作最智慧的灵体，轻轻扶她一下就自愈了！不是西医对身体症状一个个干预控制。

病人有以下原因不治疗的：1. 认为必须脉诊，不知望而知之谓之神，我只望诊和远程问诊；2. 希望保证治好，不知保证治好的都是骗子，我从来都不保证；3. 要治疗过某种疾病，不知中医只需辨证施治，以平为期，和病名无关。

今天一友发视频问说："德国做过大规模针灸试验研究，按穴位和不按穴位扎针效果无区别"。答："你不懂穴位只找痛点扎针，比一般中医找穴位扎针效果还好。但是如果精于诊断、取穴、扎针那就不是一个层次了！类似于你找一帮不会用药的中医，看中药有没有疗效一样。中医疗效在于中医师"。

现代科学开始认识到全食物对人体最好，而不是精米白面，更不是提取的某种元素。现代医药还只追求一个活性成分，久而为害。中药是全食物，是最上乘！

中药治病就是自然食疗，一把草菜，一点土石，加点种子果仁，都是人类赖以生存的物质。这些物质每天支撑自己的生命，为什么会有人不相信它们可以救命呢？却信那些荒谬的人造化学物质可以拯救自己。

食物是天赐美食，中药是天赐良药，以养生命。你不能靠化学制剂为食，同样不能靠化学制剂为药！虽可暂时以西药压制症状，必当以自然药食疗愈根本。

中医治病重在战略，所以说用药如用兵，如同将帅指挥作战，不拘一格非常灵活，因此中医师水平参差不齐，疗效迥异。是扶正是驱邪、是补是泻、是进攻还是防守、是围魏救赵还是直接援赵、是陆战还是海陆空并进，每个病人每个药方，都要考虑。

中医用药君臣佐使，是军团作战，重在组方调解系统，系统功能恢复，病则自愈，治一病而愈十病。

一病人说她的朋友早就建议她来治疗，但因西药已经伤肝，担心中药伤上加伤。看这逻辑：西药已经伤肝，继续用！中药可能伤肝，不要碰！自然草药低浓度，不仅不伤肝肾，常用来有效地解病人肝肾之毒。

一提修行，大家就想到盘腿，此是练腿，不是修行；一提中医，大家就想到把脉，此是四诊之末，并非根本，也正是中医师不会治病之重大原因！此是修行和中医的最大误区。

很多人认为中医就是切脉，不知切脉只是四诊之末，而非关键。《难经》说"望而知之谓之神，闻而知之谓之圣，问而知之谓之工，切脉而知之谓之巧"。脉排最后稍做确认的一步，不可本末倒置。望闻问切四诊精通一诊便可出神入化，但是脉诊最难精通，因为不客观，每个人切脉都不一样。为什么80%中医师不会治病？因为他们靠切脉给病人治病，但是他们耗尽一生时间搞不清楚这玄乎的脉，练不出这三指神功六脉神剑。王清任在他著名的《医林改错》中说他不讲脉诊，因为脉知生死易而知病难，并预计后世不用脉诊。

现代人理解中医就是切脉，不仅本末倒置，而且不符合生活的自然规律。科学研究五种感官在接受外部信息的比例：视觉 83%，听觉 11%，嗅觉 3.5%，触觉 1.5%，味觉 1%。精于望诊视觉和问诊听觉就获得 94% 的信息，何虑那切脉的 1.5%？问题是现代中医教学和学生等也是本末倒置，不在 83% 望诊上下功夫，不在 11% 的问诊上下功夫，却在 1.5% 的触觉上练六脉神剑，岂不是中医之衰的重要原因之一？几千年前的《难经》早就知道现在科学的结论，为望闻问切四诊的重要性排序。望为视觉，闻为听觉，问亦是听觉，看这利用视听两觉两诊的关键，可以获取 94% 的信息，切是触觉，获取信息最差，可以忽略不计。

中医治病理论必须非常扎实，不是去医存药的无知说法。比如活血化淤是现代时尚，但是血虚的时候，越活血越难受，干涸的河流越挖越空。再者绝大多数人血瘀是因气不足，没有动力，即便瘀化了也是死水一潭，无济于事。还有大家都爱补，你若气血瘀滞越补越瘀滞，有害无益。中医疗效的关键是辨证施治，辨证施治的关键是对中医理论理解的透彻和运用的灵活。

最简单最基础的东西，经常是最重要最难学的。中医用药寒热就是最基础最简单，但最重要的，如果寒热用准，都会有效，否则加重。但寒热分析最难，所以后世出现扶阳派，说病人都是阳虚体寒，又出滋阴派，说病人都是阴虚上火。却不知大部分病人都是寒热夹杂，这就是用功处！

中医之治，首先辨证，然后用药，这就是辨证施治的过程。辨证容易，可以是几年学习的功夫，除非你只练那六脉神剑。用药甚难，却是一生的努力，没有止境。常见病人说，过去医生说她这虚那瘀，看了看也没错，可是没有疗效，就是组方用药不精的原因。

中医治病三大循环，依次是：气循环，水循环，和血循环。大气一转，百病皆消。人体 70% 以上是水，70% 以上的病是水循环问题。血循环大家最熟知，但是气转血行，水动血随，治血虽也重要，一般不是关键。

中医治病药方不仅因人而异，而且需经常调整。调整原因如下：第一，中药对证，效果立竿见影，短则一付，长则一周，因为治疗体质变化，药方需要调整；第二，如果用药有不适，也有可能要调整；第三，一个中药方吃一周，如果没有感觉到任何效果，就是没有对证，也需要调整。治病不是卖药，如果和西药一样，一个药方吃 3 月甚至 3 年，那是卖药，不是治病。

针法药法手法，法法皆通；内科妇科儿科，科科在行。

中医无绝症，关键在辨证和用药。用药如用兵，辨证是分析战争形势，用药则是调兵遣将武器弹药。辨证不难，用兵不易。形势分析错误，兵败无疑。然形势策略正确，用兵遣将不当，也不能克敌制胜。此是用药配方之重要，一生之功夫。

医者不仅要懂医，还要修行识心。古今中外自然疗法都有学习借鉴之处。Edgar Cayce 是美国上个世纪自然疗法传奇人物，他治病时自我催眠进入一种状态，陈述治疗方法和用药，声音都变了，像是另一个人，醒来也不记得，但是出奇的治好很多不治之症，主要用草药和告诉病人如何调心。

一癌症患者 3 年前大肠癌术后，3 月前又因肠梗阻手术。最关心的问题是不是癌症复发。我问哪里肠梗阻，答小肠，我让他尽可放心，不会是癌症复发或转移。为什么？人有两脏不生癌，心脏和小肠。此二脏属火，火处不生癌。太阳岂容阴暗？患者甚欢。检查亦确认不是。

病在上易治，在下难治。各种心脏病和肺病咳喘等，治疗非常快非常好，脾胃稍难，肝胆次之，肾病难治；病在最外和最里难治，在中易治。脏腑胸腔腹腔易治，入骨入髓难治，皮肤病也难治；躯体头部易治，四肢难治。

肺病咳嗽哮喘等和各种心脏病、心衰等，最容易治疗，效果最好，往往几十年的病一朝病去大半。脾胃肝胆病也不难，根治肾病相对要难。可能上焦为气通天，下焦为物通地，气易变而物难改。

一病人从 5 岁开始发烧辍学，西医治疗 12 年，化验单 40 多公斤，结果麻黄汤 4 天痊愈！这些看似不可思议的中医神话，其实天天都在发生。

很多人不敢相信中医可以治疗各种骇人听闻的西医病名，因为不可思议几个草石动物能和貌似高大上的西医化学制剂相比。岂不知自己的生命和存在，全靠这些草石动物，而疾病的产生正是因为人类的化学污染。要好好生存，治疗疾病，就要依赖天然草石动物，远离人造化学物质污染。

为狗舌诊开药治病。治人百病，亦可治物百病，万物一理，触类旁通。

西医治病之标，中医治病之本，调心治病之根。

中国传统文化最强调反观内省，以成长强壮自己；西方文化最强调外求找别人的错误，所以律师漫山遍野。中医西医正是这两个文化的产物，中医内求，正气存内，西医外求，杀菌杀毒。反观内省从来都可以助长自己，找他人之错多数找不到。

中西医之争，在于中医自我强大。正气存内，邪不可干，强我正气，以不变应万变，正是中医之精髓。中西医不需要斗，只需要中医医术精湛，不战而屈人之兵！此是孙子兵法之最上策。

中医治病是顺水推舟利用身体本来机能，比如说发汗、大小便和呕吐等，解除疾病；现代医学治病是对抗身体本来机能，割除、堵胃酸、麻痹神经等，控制症状。

中医是健康医学，西医是治病医学。中医着眼于人的整体康复，西医着眼于一个疾病被打败。治病不能保证整体健康，整体健康保证消除疾病。

生命和躯体的区别就是中医和西医的区别。中医研究和治疗生命，西医研究和治疗躯体。

中医治疗把人的身体当作最智慧的存在，唤醒你的生命力和自愈力；现代医学治疗把人的身体当作机器，进行压制操控。你觉得你的身体是属于哪一类呢？如果你自己不喜欢别人把你当机器进行操控，不配合任何控制你的行为，你的身体会喜欢吗？会配合吗？

中药是自然食物，是低强度作用，治病过程中即便有任何副作用，停药即去，而疗效保持稳定；西药是高强度化学反应，治病过程中的副作用对身体造成的伤害经常是难以逆转的。

生命赖以生存的是自然界的食物，生命赖以康复的是自然界的药物。生命不能以人造化学物质而生存，生命不能以人造化学药物而康复。

现代医学让你与身体为敌，控制压抑，刀兵相见，立亿万（灵性细胞）敌，造无数孽。中医教你与身体为友，嘘寒问暖，抚慰帮扶，交亿万友，行无穷善！

中医的经络理论和西医的解剖理论区别很大：1.经络理论是活体理论，解剖理论是尸体理论；2.经络理论把身体当作一个整体，可以通过手脚治疗五脏之病，比如说手上合谷治疗大肠病，而西医解剖理论，头痛医头脚痛医脚。

西医的治疗除了抗生素杀菌之外，都是控制症状，比如说止痛降压手术；中医的治疗是恢复身体机能，让身体自愈。适当的全食物营养补充剂，为身体提供现代食物缺乏的营养，否则巧妇难为无米之炊。

中西医爱好者经常互相鄙视，势不两立。其实相互借助思维方式和成果正是创新的机会。比如过去的针灸结合西医的大脑分区形成头皮针，西医最新的癌症免疫疗法吸取中医身体自愈理论。我治癌症，其实所有病，在利用中医病理病机的基础上，也会考虑西医病理病机，有时会有启发。

中医寻于内，西医求于外。中医愈人，西医治病。可否内外兼治人病同疗？亦非不可。

中医西医的关系 1: 美国称之为 integrative medicine 整合医疗，是最确切的。中医是治疗体质内因的解决方案，为治本，而西医是控制症状的解决方案，为治标。急则治其标，缓则治其本。急救可用西医，慢性病可用中医。

中医西医的关系 2：中医治本调体质，西医治标解病急。然治病理当标本兼治，所以无论你看不看西医，西医有没有治好你的病，你都需要中医彻底改变你的体质，解决西医对体质的副作用并防止复发。所以中西医是整合互助的。

万物皆有体用。体为物质，用为功用。人之生死，其体不变，功用之变。死则功用去，体虽在，不为人。体为阴，用为阳。血肉为阴，气为阳。阳主阴从，故治气治用则效速。中药药性从其用，取象比类，西药药理从其体，究其成份。

为什么西药，比如说癌症药物，很快就有抗药性？因为单成分，伤害身体，身体的智能很快就找出对策。中药是兵团作战，帮助身体，身体欣然接受，不会有抗药性。因此中西药结合，可以有效延长甚至解决西药抗药性。

常有人攻击说中药常掺西药，没药方的秘方可能存在这个问题。如有以下反应，可能掺有西药：1.吃着有用，停了无效，要长期服用，此为西药控制作用；2.开始有用，长期无用，此为西药抗药性。中药治疗一般不需长期服药，停了疗效稳定，也无抗药性。

中医挑战性：1.找中医的都是西医治不好的病人。不仅本来就难治，而且西医治疗越久越难，因为还得解决副作用引起的疾病。2.试了中医一次没有治好，就不再信中医，甚至说中医都是骗子；西医治不好，继续信，几十年如一日药照样吃。3.西医贵到倾家荡产，却会嫌中医那点费用贵。4.病人在用西药的时候，再多的副作用，比如说引起便秘、腹泻、疼痛、失眠、无食欲等等，从来不在意。但是服用中药一点不适，病人经常会很敏感。

中医虽好，但是中医师水平参差不齐，相差甚大，所以求医成了碰运气和看缘分。不仅第一步要明确诊断，第二步要精准用药，还要在如果病人有不适反应时，能够立刻准确知道是什么造成的，调整使病人舒舒服服地治疗。。

一篇文章分析中医处境，提出"好中医"三条标准：第一能用望闻问切诊断，第二能辨证处方，第三临床上有一定疗效。也就是会诊断，能开方，有疗效。这都是基本要求，医生的基本职责。但是，文中说北京 1500 万人只有几十位好中医，能够达到这标准！湖北 6000 万人有大概 200 位好中医，能够达到这标准！遇到好中医要多大的运气和福气啊！

中医困境：一是文化思维与现代教育不同，天人合一，多元思维，相对现代科学的以一物为中心，二元思维，一个因素；二是真懂中医思维会用中医治病的人太少，很多中医大学教授不仅不懂中医思维，不会中医治病，甚至不信中医。三是庸医断送，常有人以自己父母爷奶做中医医生为例，知其忽悠，中医是假，所以反中医！

中医界鱼龙混杂，素质低劣，门户林立，内斗不止，倚老卖老，沽名钓誉，头衔挂满一身，写满几张纸。更有大部分中医不会用中医治病，只可惜了伟大的中医，因此而衰败。

中医教育：行业发展离不开人才。在美国读中医，中医学位只有硕士和博士，不乏中国科大、清华、北大、台大、斯坦福、伯克利等一流人才因为喜欢而读。一流人才加极大兴趣爱好，这是培养中医人才成功之道。曾经给北京中医药大学徐安龙校长建议招收国内中医再教育，给真正爱好中医的一流人才提供从事中医研究和临床的机会。

很多人迷信老中医，治病要找老中医。入道功德和医术，尽不在老。六祖一语而悟，常人百世功夫。然六祖悟后继续隐居潜修 5 年出来说法。医术亦是先悟入门没有，只有上了正道，走远时间才有意义。

全国中小学《中医药文化知识读本》已版。现代教育缺少生命中最关键的两个方面教育，一是健康，二是理财，都应该是基础教育。此举是弥补健康教育的一步。值得祝贺。

中医未来发展可能要靠海外中医，为什么？第一，国内医院中医都用西医诊断和治疗，不仅不发展中医，而且是中医的掘墓人；第二，民间寥寥无几的中医高手，不一定有行医证；第三，海外中医是纯中医，不能用西医，要生存，疗效必须立竿见影；第四，海外中医治疗市场是明显呈增长趋势，而国内中医治疗市场可能是下降趋势。

常有人问美国中医的话题，2016 年两次加州针灸中医师考试，每次大概有 300 人，白人大概占 200，中国人和韩国人一起大概占 100，其中中国人比韩国人多些。未曾想白人数量竟然是亚裔的两倍。 国家考试白人比例应该会更高了，因为美国加州白人是少数民族。

美国除了 3 个州以外的所有其他 47 个州，都设有专门的中医针灸管理局。南达科塔、俄克拉荷马和阿拉巴马没有。中医在美国发展还是不错的，是合法化的，正式纳入医疗保险的医疗服务。

回母校美国国际医药大学，我谈话说：1. 学校给在职人员提供学习中医，取得学位的机会，十分难得；2. 学校师资一流，培养学生扎实；3. 美国慢性病人急速增长，中医前景无量；4. 学好中医辨证施治，万病不离其宗。

经常有病人的家人亲戚受病痛的折磨，建议找我治疗，但是不信中医，因此无奈，有些因此而去世。推荐病人，也当随缘，提一句，有缘自来，不要试图说服，不需和任何不信中医的人造成不快，徒生烦恼。医不叩门，随缘救度。

信了中医是福气，可以解除病痛，不信中医也无妨，只是带着病痛生活。信中医、有缘结识好中医，这种福德是要积来的，不是三言两语就可得到的。

不信中医是福浅，反对抹黑造孽缘。中医疗法纯自然，宇宙神力效不凡。

慈悲度有缘，药石救信者。浪费时间度一不信，不如抓紧时间救十有缘。故信不信由人，无需浪费时间气血。人生有限，中医也要讲投资回报率，就是帮助最多信中医福音者。怀疑不信者，是他们自障决定，当受其苦，非我之过。

上士闻中医，勤而行之；中士闻中医，若存若亡；下士闻中医，大笑之，不笑不足以为中医。

博文：世界顶级科学杂志《自然》刊文《中医必将走向全球医院》！世界卫生组织编纂的极具影响力的国际疾病分类 ICD 第 11 版，首次收录利用中医药的详细疾病分类。将由 100 多世界卫生组织成员国实施。

博文：我的文章《中医药全球化成功之路》评论《自然》刊文《中医必将走向全球医院》，谈中医药全球化成功之道，并附有一个治疗医案。

博文：著名杂志《国家地理》刊文指出中医正在改变现代医学！文中以耶鲁大学研究用伤寒论黄芩汤治疗癌症为例，指出当前中医研究和开创新疗法是一个黄金时代！文中说："现在可能是研究中药的黄金时代。来自美国和欧洲一流大学的科学家，包括加州大学洛杉矶分校，杜克大学，牛津大学等正在研究癌症、糖尿病和帕金森等疾病的传统疗法科学基础。"

## 与药学博士谈中医与现代科学

论中医思维必读：本节节选自我与一位 Michigan 密西根州立大学药学博士的真实交流记录。她在西方药理与系统生物学领域深有研究，我们从中医用药聊到系统思维、活性成分、哲学与智慧的区别。以下为部分对话内容：

对方：另外，看到您新药方使用了薤白。我搜了一下相关药方说与白酒一起煮。但是颗粒剂都是用水提取的，不知是否会影响药效…

我：哦，好。我开方子给病人也一般都是水煮，效果很好的。我不知道厂家生产时候是怎么煮的，不过关系不大。你开始按原来的量使用，观察感觉。

对方：哦哦... 药用植物学讲过有些活性成分更溶于乙醇，有些则是水溶性好，还有用挥发油的方式提取... 反正挺复杂的。我先这样服用吧 看看效果。就比如青蒿素只能用冷水提取，煮后就没有效果了...反正药用植物学的人整天就是用各种溶剂找中药的活性成分。

我：你就是做这一行的吗？这种活性成分的说法，我是很不赞成的。

对方：我的专业是药学，学过这些课程，但实际上现在每天研究的都是基因 蛋白 化合物 的相互作用...哦，有时候能找到活性成分，有时候找不到的。

我：自然界一物降一物，不是一个元素。系统很复杂，未必单一的成分。

我：老鹰吃蛇，什么是活性成分？

对方：是啊，我现在进入了 omics（即"组学"，研究基因、蛋白等整体系统）的领域，更加系统。而不是单一的一个基因。

我：以中医之法，我要是碰到被蛇咬的病人，我就会以鹰入药治疗。

对方：大概蛇身上有些物质让老鹰很爱吃。

我：这就是我常说的随手拈来都是药。

对方：哦，鹰身上也必有解蛇毒的物质，否则没等它吃到蛇，就被毒死了。

我：我治疗癌症就用屎壳郎入药。

对方：为什么屎壳郎？

我：推粪除垃圾没有比屎壳郎再牛的。活血化淤就用水蛭蚊子。这都是我治疗癌症必用药物。

对方：有意思。据说阿司匹林是从水边的树提取的，因为树生在水边，必有抗湿的成分，所以阿司匹林被用来缓解风湿。

我：观察自然理解宇宙比实验室强多了。这就是智慧和知识的区别。

对方：是啊，听大科学家的讲座都觉得他们有独特的哲学。那么您如何分辨哪些症状是因，哪些是果？比如感冒会发烧，但如果强行降温反而抑制免疫系统与病原微生物的斗争...

我：中医之法，不主张对抗。象道德经中说，上善若水，顺水推舟。

对方：太深奥了

我：新冠感冒之类外感，是邪贼入室，西医之法就闭门打寇，在屋里开战。中医之法不然，注重出入，你邪贼入室，我大开四门，推你出去。

对方：有意思。哈哈我最近夜里不能睡的时候就在想，中医的哲学怎样帮助理解我的 omics 问题... 不过我还没悟到。

我：如何敞开四门，即是汗法，又称开鬼门，打开全身所有毛孔，一阵汗出，邪贼即被推出。

对方：是啊，这是更加高级的系统调控。

我：闭门打寇两败俱伤，满屋狼藉，可能屋子已经粉碎。大开四门，各得其所，无有损伤。高下立见!

对方：厉害。我本以为 omics 已经考虑系统整体性了，但实际上并没有上升到人体和环境。

我：嗯，你这次生病，也许是为了接此因缘，使你以后学术超人。万事皆俱两面性。

对方：希望如此吧，真是太折磨人的病。谢谢您呀! 讲解非常生动。

## 中医养生

黄帝内经健康养生真理："上古之人，其知道者，法于阴阳，和于术数，食饮有节，起居有常，不妄作劳，故能形与神俱。而尽终其天年，度百岁乃去。"就是要顺应自然规律，饮食有节律和节制，作息有规律，工作运动要适度，身心要一体，这样可安度百年。现代人该睡不睡，该吃不吃，胡吃海喝，废寝忘食地工作，要么整天坐着不运动，要么拼命运动，身心分离，故疾病丛生，不得安享。

美国慢性病患者从 2010 年的 1.25 亿增加到 2023 年的 1.66 亿！美国疾控中心(CDC) 报告 40-50%的儿童有至少一种慢性病，60%的成年人患至少一种慢性病，40%以上的成年人患两种以上慢性病！全球现代医学最发达的医疗对健康有效吗？没有，无用。还是要靠自记养生，预防和用自然疗法治疗去除病根。

身体有无限的智慧和强大的自愈力，他永远是你最好的医生和健康守护者。你应该养成良好的生活习惯，创造和保持良好的内外身心环境，让身体正常高效运作。也应常和身体交流，爱抚和感恩他的无私奉献，鼓励他，赞美他……

养生之要：在吃好睡好心情好之外，第一是守精，不手淫少房事；第二是保气血，不大汗，比如说剧烈运动；不伤气伤血，比如说常拔罐刮痧；第三，保温保暖，不受风寒，不吹空调冷风，不美丽冻人。

血虚则无根，晕而飘。气虚则沉重，下而坠。

阳不足，则头脑昏沉不灵光；阴不足，则头脑干枯无记忆。阳主运转，阴主吸附。阴阳平衡俱足时，眼睛必水灵灵，头脑必灵机现。夜晚睡好便是养阴最好方法，没有之一，可以防止老年痴呆和健忘问题。当然，夜晚睡好，不仅养阴，阳也生于阴中，比如晨勃。

睡眠补阴又壮阳，然而睡法要得当。子时之前需上床，阳气入阴才顺畅。子后阳气已升动，不易入睡还易醒。阳动难静睡不深，一夜游在梦乡中。即便睡得时间长，睡眠质量不一样。

人生先成长身体，后成长心性。女子以七为周期，二七天癸至，十四岁来潮可以生子，四七身体盛壮，二十八岁身体成长达到顶峰。男子以八为周期，三十二岁身体成长达到顶峰。然后就应该着重成长心性，四十而不惑，五十而知天命……

据《史记》记载，魏文侯问扁鹊："你们兄弟三人谁的医术更高明？"扁鹊言道："大哥医术最高，二哥次之，自己最差。"魏文侯好奇道："何出此言？"扁鹊答："大哥治病，常常通过望闻问切，诊断隐患，善于在病害形成之前，就能事先铲除病因。可一般人并不知道他的高明，是以大哥名声不大。二哥治病，往往治于病情初起之时，一般人就以为他只能看看小病，所以他只在自己的乡村里有名气。而我是治于病情严重之时，用针刺、用猛药，救人于危重之时，所以大家都以为我医术最高明，名气因此传遍天下。"

上医治未病，也就是防病。既然已病，治病也是必须。当然也不是所有病都那么好治的，也不是都能治好的。所以预防永远是上策。常看常行饮食起居养心之法，就是治未病。

病后求医无异于亡羊补牢，虽然必要，却已晚矣。扁鹊见蔡桓公，开始生病时，桓公没有觉察到，扁鹊早已看出，病入腠里以至肠胃，桓公还没有觉察到。待蔡桓公觉察到时，早入骨髓，扁鹊尚无力回天。多少人现在癌症一发现就是 4 期？建议大家每年进行中医体检，调平体质，确保安康。精于望诊，看舌照，看气色，是最好的未病先知，和已病定知的中医诊法。身体器质性病变，必先现于气机和气色，远超前于西医化验指标的变化，病人自己因为精神从来外驰攀缘，不能内守内视，甚至觉察不到。

以西医体检决定健康，为时已晚，体检出来的物质性病变，是已经深入肠胃血液骨髓了。疾病最初发展阶段的病在肌肤，病在腠理，是西医检查不出来的。如同扁鹊见蔡桓公，中医望诊早就可知。每年进行中医望闻问切的体检，调平身体是健康的上策，是治未病，是防病。是治病之初起。

癌症和老年痴呆等难治之症，关键在防，每年中医检查体质、调平体质是最好的方法。

我们生活在时空之中，时空直接影响我们的身心。居住空间太小可能会抑郁，和时间赛跑压力山大。修行人致力于摆脱时空限制。入定则无时空，跳出三界外，不在五行中，所以虚云一盹 49 天。在终南山学道时，深山一道者 140 多岁，他虽然知道自己何年所生，不知现代何年何月，可能正是长寿的原因。所以不要暗示或不用知道自己的年龄，而是要忘掉年龄。

一 90 多 岁病人说昨晚没有睡着，我问为什么，她说："我为了预防老年痴呆，每天背诗，昨天背李清照的诗，没有背下来，就没有睡着。" 她对健康的付出，值得我们学习，只是也需劳逸结合。

最具破坏力的情绪当属愤怒和发脾气。黄帝内经说怒则气上，实不欺人。发火之时，万箭穿心，从肝脾胃往上直到头部，如乱箭射空，中处即伤，久则慢性发炎疼痛，从肝胃往上无可逃脱。

心情脾气好坏，以及性格，直接和身体状况有关。脾气坏心情差，都是阴阳失衡，脏腑失调的表现。疾病痛苦，失眠不寐，必爱发火，郁闷焦虑，影响家人和睦、同事合作。为了家庭事业，劝劝自己夫妻子女，好好中医调理，有百利无一害。

五脏之伤：肝伤于生气暴怒，气机郁滞。心伤于担惊受怕，血脉受阻。脾伤于寒食冷饮，水湿留住。肺伤于外感风寒，肌肤闭塞。肾伤于失精流液，精神萎靡。

怒为何伤肝？肝为将军之官，调畅全身的气机血液。生气发怒之时，气不循经，热血奔腾，将军失控，故伤肝。

七情内伤怒为首。怒气伤肝，肝主一身气机疏泄，肝伤则气滞，气滞则血瘀，气滞血瘀则气血循环受阻，一身寒热亦不能周流，形成寒热夹杂的体质，百病遂生，包括各种癌症，结节，肿块，肌瘤，囊肿，等等。

癌细胞可谓是人体最聪明的细胞，找到了长生不老之术。但是却没有智慧，因为加速了自己最终的灭亡，和身体同归于尽。去除长生不老的欲望，也是防癌一法。

君子远水而居：虽有仁者爱山，智者爱水之说，然水火无情。名人溺水案例甚多。另外现在人的体质，都有水湿停滞，身体出了水循环的问题，近水不宜。只知俗人之美，不识养生之道。

喝水与疾病：最新研究说，著名武术家和武打演员李小龙，32 岁死于饮水过量造成的肾功能衰竭！我在治疗病人的过程中发现很多病人喝水过量，可能受那些所谓的养生家和科学家误导，喝水越多越好，结果心脾肾三阳俱虚，甚至衰竭，水湿痰遍体，百病缠身！喝水也要听自己身体的信号。

大病最怕感风寒，流感癌症诸多般。未愈彻底必反复，两感再感越发难。不可洗澡忌见风，切记处处需保暖。

任何存在，莫过于是一种能量，小至原子电子，大至太阳宇宙，无不是能量的圆或椭圆旋转，人也不例外，是一不停旋转的能量。保证自己七轮能量旋转不停，七轮同步运转，能量体没有破漏，是能量疗法关键，常可不针不药而愈大病。除中医经络穴位法，印度和藏传瑜伽七轮三脉法，非常有效。

打哈欠养生：打哈欠产生多巴胺，可以说是最好的预防和治疗帕金森和老年痴呆方法！另外，打哈欠不仅是最深的呼吸，打哈欠时流眼泪，疏通肝气肝脏，鼻涕通肺，深呼吸膈肌带动五脏六腑的运动。还有什么更好的吗？你如果还会打哈欠的话是好事，但是很多很多人的身体，已经不再会打哈欠了…

常打哈欠，促进分泌多巴胺，预防和治疗帕金森。

研究表明，男人有一长寿法：做太监，把两个睾丸割掉。割去睾丸的人平均寿命可以延长 15-20 年！这可能和中医的保先天肾精肾气有关，但是不要看了文章就把自己割了哦。不过，这研究表明守精如玉可以延长寿命。

音乐养生治病：弦乐搜筋剔骨，驱逐邪气。管乐圆润欢快，培补正气。

《金匮要略》说"妇人之病，因虚、积冷、结气"，简短几个字就把女人病因说全了。妇人月经失血故虚，妇人体弱又爱露体，故受风寒积冷，妇人爱生气故结气。以此为则，妇人之病无有不解。补虚保暖，心情舒畅，此是妇人健康养生之道。

女人爱美，穿衣少，裸露多，肚脐外露受寒，两腿外露，阴门难闭，再加爱吃冰淇淋之类，寒气从脐从阴从口进入五脏六腑胞宫，所以女人多寒多虚，多结节抑郁之病，月经紊乱疼痛，不孕难孕。虽有热象者，也基本是寒气入里，久而化瘀化热。明白此理，便知预防和治疗。

女人由肝所主，肝主月经性情；男人由肾所主，肾主阳刚动力。女人之病起于肝，生气敏感；男人之病起于肾，手淫泄精。

月经：女人以血为本，血之顺，以经为本。女人月经不畅，整个身心必受其累。心烦急躁易怒，抑郁焦虑，腹痛头痛癫痫，乳房、卵巢、子宫、甲状腺结节肿块癌变，不孕早产，注意力缺陷，记忆力低下，等等。月经调畅，诸症可消。

所有女人都要常按揉的一个穴位：期门穴。解各种结节，预防各种结节，包括乳腺结节，甲状腺结节，子宫肌瘤，卵巢囊肿，肝气郁结，胆囊不通，心情不畅，等等……也可以配上太冲穴一起加强效果。男人一样，疏一身之气，解一切身体和心理结节。

性本为物种延续而设，性活动本是性爱的升华。开始激情万丈，爱情弥漫，是受孕最易，胎儿聪明智慧的最佳时机。但激情稍纵即逝，性和怀孕成为工作，难以受孕，也难以创造最聪明智慧的孩子。

人身处处是全息，耳、舌、面、手、脚都可反应全身信息。另外还有对称，左右对称上下对称。阴茎对鼻，睾丸对眼，肠映脑髓，两股夹阴器如两肩夹头。看鼻便知阴茎，看眼即知睾丸，肩颈疼可取股治。长期鼻塞流涕必伤性功能，常揉腹如按摩脑髓，可放松压力，预防老年痴呆。

人身处处是全息。耳朵反应整个身体，舌头反应整个身体，脚反应整个身体，手反应整个身体，面反应整个身体，腹反应整个身体。所以耳、舌、脚、手面和腹部，不仅都可以用来诊断全身疾病，也都可以用来治疗全身疾病。经常自己按摩这些全息部位，即可防病治病。

眼睛鼻子决定人的美丑，也反应生殖性能力。人类审美为种族延续。眼睛对应男人睾丸女人卵巢，决定精子卵子，鼻子对应男人阴茎女人阴道，决定性能力。眼大有神则睾丸卵巢大而精卵足，鼻子大而坚挺则阴茎阴道有力。长期鼻炎性功能必降低，长期眼疾精卵质量必下降。

阴茎对应鼻子，鼻子大，可知阴茎不小，睾丸对应眼睛，如果眼睛一大一小，睾丸必一大一小，反之亦然。腹部对应大脑，阴茎上面对应前额，乙状结肠对应左太阳穴，脑病直接寻腹治，腹部结节，脑中必有不适。

腹部肠道，对应大脑，看其肠道迂回正是大脑沟回！比如说一个便秘之人，必极其固执，必事事放不下。常揉腹，解决各类脑神经和思想精神问题，痴呆健忘抑郁躁郁自闭…男女都一样。

善用一支按摩棒，保你一生得健康。遍身只寻疼痛处，拨筋痛消病即除。

你不懂穴位只找痛点扎针，比一般中医找穴位扎针效果还好。痛点针灸就是中医的阿是穴针灸，哪里按酸痛就哪里扎针，大家也可以哪里按酸痛就哪里按摩，就是最好的保健方法之一，比你到处找穴效果还好。

疼痛和按摩：身体疼痛是一个积累过程，形成的开始感觉不到，时间长了疼痛力度逐渐积累增加，以致明显疼痛。在明显疼痛形成之前，如果你有意按压揉拨，会感觉到潜在疼痛，揉开不痛了，潜在的疾病就好了，因为气滞血瘀被揉开了。可以自我按揉，已经形成明显疼痛的地方，也一样可以按揉开。

点穴、按摩、针灸，必找痛点，不痛不足以治病。

经络气血堵塞之处，轻则按着痒，其次按着疼，再次就是明显自痛，以致疼痛难忍。自己或者别人帮助经常按摩，不痛不痒之处浪费时间。如果找到按着痒或者疼痛的地方，祝贺你找到了病根。任何人只要读懂这一段，知道如何去做，必还你健康！

现代科学无法明确找到经络，然而经筋遍布全身，是实实在在的物质。经筋随着经络在全身疏布，是一身之纲。身体疼痛、收缩、放松，全在经筋的收缩放松，纲举目张。明白经筋，比明白经络、神经在疾病治疗上都更加有效实用。

你的经筋舒展的时候，全身放松；你的经筋收缩的时候，全身紧张；你的经筋疼痛的时候，全身疼痛；你的经筋舒适的时候，全身舒适。谁主经筋？肝主经筋，故称将军。肝疏一身之气，意在如此。按摩经筋是最有效的养生方法之一。

失眠睡眠不好可以自己按摩以下穴位：安眠、三阴交、神门、太冲、期门穴。

人身天地人三才穴：百会，神阙，会阴。百会在上，在头顶，主与天和宇宙的能量交流，使精神畅通，神游万方。会阴在下，在前阴和后阴之间，主与地球能量的交流，使你在地球生根。神阙即肚脐在中，主与人能量的交流，使你于社会之中立足。此三穴关闭，人生苦矣。可以经常按摩或者热敷。劳宫穴和涌泉穴吸收天地能量，都是工具。

十人九肝郁！肝胆主疏泄，肝胆郁滞是造成气滞血瘀的主要原因，也是情绪问题和心理疾病的重要原因。也就是说十人就有九个人，自己的情绪和心理问题打结了。肝主妇科系统，一切妇科疾病都和肝有关系。平时自己常按摩太冲，阳陵泉和期门穴会疏通肝胆，有助于气血流通，减缓气滞血瘀，保持情绪稳定。

屁股一定要常打：人体胸腹腔相连，为五脏六腑之所居。气血经络，经过颈项上行于头，经过屁股下行于足。大家知颈项之重要，却不知屁股之关键。不仅影响腿足，而且影响肠道生殖妇科。现在一坐一天，屁股淤阻，故足寒、便秘、腹泻、阳痿、不孕成流行病。常拍打按摩屁股以疏通。

肛门直肠，因是人体的垃圾道清洁夫，而备受歧视和嫌弃，故他也常给你一些麻烦，比如便秘、痔疮、直肠癌等，以示其重要性。你当每日感恩以表爱心，并作提肛训练，保持健康，可解便秘脱肛，补中益气，升举下陷内脏等。

病气重浊，最易沉于两脚，两阴之间，臀部和胯骨之处，这些地方需要经常按摩清理。

艾灸科普（一）：艾灸养生备受推崇，驱寒补阳确有其功。然非适于任何体质，亦不离于辨证施治。略举一二：伤寒论明确指出"微数之脉，慎不可灸"，就是脉微细而心跳快者，血不足有血热，不可灸，否则"焦骨伤筋，血难复也"，就是筋骨焦灼，血枯血热。也有体寒病人灸而上火，原因是气滞而不周流，需先调气滞。

艾灸科普（二）：伤寒论还指出"脉浮，宜汗解。用火灸之，邪无从出，因火而盛，病从腰以下必重而痹，名火逆也。"就是说你如果有感冒流感等外感病，不可灸，否则邪气出不来，病更加重，从腰以下沉重痹痛。当以汗法治疗。因其重要，特别提醒。

气药连于天，使人身轻；血药接于地，使人稳重。

米粥在伤寒经方中经常出现。常服米粥可以帮助解决怕风、怕冷、颈椎病、脊背僵硬等问题，即太阳中风服桂枝汤服米粥；常服米粥养胃、解渴、补虚，故大热、大汗、大渴的白虎汤用米煮，虚热心烦的竹叶石膏汤也是用米煮。

心为君主执一身之政，君昏臣乱则百病丛生。四海来贡其最喜人参，参之寒热却必当明分。红参温热而洋参寒凉，误服误用则不得其当。

人参，党参和西洋参：大家都知人参能大补元气，很少人知它还能生津养液，伤寒论大汗大渴用白虎加人参汤，便是此理。伤寒论还说"恶寒脉微而复利，利止，亡血也。四逆加人参汤主之"，还能补血！现代医生处方都换人参为党参，相差较远。党参主要补脾气。西洋参自也不比人参，寒凉体质不可用西洋参，当用人参。热性体质用西洋参，不用人参。人参当属东北或者韩国高丽红参最好。

黄芪一药很重要，无力无神都用到。健脾益肺又利尿，补气升阳通脉道。便秘如因力不足，黄芪枸杞开通道。

香菜是常用的调味料，生长在冷凉湿润的环境，故性温可除寒湿。健胃消食，发汗透疹，利尿通便，驱风解毒。香菜营养丰富，含多种维生素和矿物质，更重要的是，可以有效地排除重金属之毒。

若问何为健康方，天下第一桂枝汤。滋阴扶阳世无双，行气活血无不畅。营卫相合外感防，救里解表双逞强。千病万状桂枝汤，有病治病无病防。

叶天士医案，病人告诉叶天士前医用沉香，就声音嘶哑了。叶天士评说："诸香皆泄气，沉香入少阴肾，疏之泄之，尤为老弱忌用。"关键在于各种香，包括香药、香精等等，都是泄气的，虚者慎用。

维生素 D，它不属中药范畴，但是维生素 D 是人体接受阳光照射合成的，是至阳之物。因为现代人很少见到太阳，基本上每个人都需要补充维生素 D，类似于中医的补阳气，有很多好处。阳虚之人养生很好的维生素补充剂。不要靠多种复合维生素中的 D，要专门补充纯维生素 D。

"吃什么补什么"是最朴素而真实的传统智慧。从科学角度讲，是基于同构理论，同样的营养，同样的结构。从中国文化讲，就是取像比类，像一样，气一样。肾病吃肾，肝病吃肝，心病吃心。必须吃有机的健康的动物内脏器官。

左右脑即是一对太极阴阳。左脑为阳，右脑为阴。现代人思虑过度，极大耗损左脑，故多阳虚之症；因右脑受制，左右脑不能平衡流通，故多肝郁气滞之病。懂此论者，医术大增。

先天一气本于肾，父母之精藏根本。脑髓精卵本之生，阴阳气血赖以存。肾虚不固失根本，不禁风雨人变笨。补肾金匮肾气丸，再加息息来归根。

任督二脉周天行，周天充实六经平。若是脊椎来生病，五脏六腑皆不宁。颈椎腰椎胸椎疼，还有脊柱强直性。貌似坐姿来造成，不知尽是肾亏精。少男少女爱手淫，男女同房或乱情。太阳无光少阴弱，怕风怕冷生百病。无精无神懒得动，造就一代爱躺平。

性能量即是肾气，是关乎健康长寿、事业成功、自信、创新最重要的能量。性能量能够创造生命，是最大的创造力。性能量不足则没有能力、没有创造力、无法成功。性能量的流失，第一手淫，第二房事。男男女女不要手淫浪费性能量，是成功和创造力的源泉。

一病人复诊，3 付药前列腺问题，胃问题，头晕脑胀问题明显好转，然而第四天夜里遗精，出现明显退步。很有体会地说，精子真不是现代医学所说的普通一点蛋白质啊！精子是用来制造生命的，是最重要的生命能量！

一高中生患者，舌照显示要么频繁遗精，要么手淫太过。妈妈说儿子没精神犯困。诊完和病人单独确认了频繁手淫，建议停止。男女手淫，精气外泄，孤阴独阳，伤身甚大。不同于男女同房，阴阳相抱。

脑髓、脊髓、骨髓全源于肾，和精子一体同源。骨髓生血，脑髓脊髓主一身之神经。精子干则髓空，髓空则血不能生，神经不能正常工作，人变痴呆。精子不是现代医学所说的一点蛋白质，否则牛奶都能造人了。当以至宝守护你的精子。

频繁手淫是年轻男女之大忌，身心疾病之源。精髓一体，精空则脊髓脑髓空，五脏随之而空，头晕脑胀，不能专心，百病始生，无法有效学习工作，成为焦虑、抑郁、自卑之人。当早治早戒。

性生活禁忌：性高潮全部毛孔细胞打开，最虚，最易受寒，不可便喝冷饮，不可便吹冷空调，否则元气大伤，腰脊必损，甚至一卧不起。

博文：读《尹博士心脑血管急救必知》，学习心脑血管疾病的自救急救以及预防保健。

中医明确指出心藏神，指出了从身调心之法。根据对病人治疗的观察，心脏气机出了问题，要么易得心脑血管病，要么易得癌症，都是最致命的。不过既有癌症也有心脑血管疾病的病人也不少见，心脏气机不调足，有可能二者兼得。

癌症病根：心神居于心脏而非大脑，心脏是为皇宫。离心最近者肺和乳房。君昏则近臣命危。是故肺癌和乳腺癌是全球最大癌症，大肠于肺为表里，大肠直肠癌位居第三，远远超出所有其他癌症。防癌需治心。君昏则近臣（肺乳房）毙命，株连九族（大肠）。所以心强神明，是健康和防癌之关键。

吾有二女，娇柔无比。含在胸中，护在肋里。虽为娇生，惯养不宜。一女红妆，一女白衣。红妆最要，血脉统一。喜见阳光，恶受惊喜。白衣最娇，主我呼吸。喜好温暖，恶见寒气。

全球肺癌患者中，从来不吸烟的病人比例攀升，让科学家不解。第一肺的问题不只是吸烟，中国为什么是肺癌第一大国？中国烹调油烟可能罪当其首。第二，并不是所有疾病都是外侵，人身体整体素质差了，最弱的器官系统受病。

肺癌是全球第一大癌症，中国病人最多。其发病机理，第一是我过去强调的心神不明，第二是肝气郁滞情志不畅。无论治与防都可从这里入手。且看《难经》中肺癌问答："心病传肺，肺当传肝，肝以春适王，王者不受邪，肺复欲还心，心不肯受，故留结为积。"这里所说的意思是，心先病了，影响传于肺（心火克肺金），肺本可以将病传于肝（肺金克肝木），但是肝郁太旺，传之不得，病无去路，进退两难，故在肺结节为瘤。

闭口的重要性：常有病人用嘴呼吸或者张口，违背自然法则，造成的危害不小：1. 一身真气外散，特别是心脾肾气散失，造成疾病；2. 人越来越丑，因为下巴、牙齿、颌骨、舌头位置的错乱；3. 张口本身看似弱智。

人之舌，蛟龙也，飞龙在天。不仅吃饭讲话无不靠它，整个头部它显神通。脸部美丑亦在于它。鼻子大小正斜通塞，颧骨有无，打呼噜，睡眠呼吸暂停，牙齿整歪，诊断疾病，调舌治疗全身疾病，妙不尽言……

你的舌头平时是放在口腔什么位置的？1. 紧贴上颚；2. 坐在下颌。为了整个头部健康和面部之美，整个舌体要贴着上颚。

舌的力量让人焕然一新！舌头是一条蛟龙，飞龙在天，影响你的整个头面和身体。调整舌头位置和运动，特别是舌顶上颚，可以实现从丑小鸭变小天鹅的重新塑造！

美国每 40 秒就有一人突发心肌梗塞 heart attack，每年每 10 万人中有 160-180 人死于心肌梗塞。全球 60 亿人，每年估计 1000 万人死于突发心肌梗塞！最近多位名人突发心脏病死亡，常按内关穴，可治可防。详见《尹博士心脑血管急救必知》。

心脑血管疾病如心梗、中风等，经常突发致命，防不胜防。平时可常服桂枝茯苓丸，活血化瘀，温经凉血，预防保健。补充剂欧米伽 3 对心脑血管疾病也有良好的作用，鱼油中欧米伽 3 比亚麻籽里的欧米伽 3 更易吸收。不过鱼油还是提取的，可能像阿司匹林一样，造成出血性问题，不如吃全食物鱼籽补充剂最好最安全。

头脑以致精神之病，多起于浊气不降或者清气不升。浊气不降反升，则冲昏头脑，出现精神精力、思维问题、或者头痛，久则成为物质性病变。浊气不降包括二便不通，浊气上冲包括打嗝、嗳气、烧心反酸、呕吐、哈欠连天、咳嗽，等等。

便秘造成无数疾病，但是最可怕的是心脑血管疾病，大便很用力时造成血管破裂，中风甚至死亡屡见不鲜。便秘之治实在不难，然而全球 20% 的人便秘，60 岁以上的 1/3 的人便秘。不是每天大便的，都是便秘患者。便秘西药和大部分中医治疗都是泻药，然而便秘实热者少，而是肠道无力蠕动，每天越泻肠道越无力，身体越差，最后不仅泻也不出，而且身体垮了。实当培补脾肾之正气。

最好的大便状态是不用擦屁股的，干干净净。但是现在人擦一遍两遍三遍，还是粘在屁股上… 这就是湿气太重，水湿要除。

有人问皮肤病的原因。第一，肠胃道问题，很多食物过敏就马上痒、长疙瘩，很多没有达到过敏，只是敏感或者不耐受，长期得慢性皮肤病，按照饮食与健康中的方法排除食物过敏或者敏感原。另外，便秘也直接造成皮肤病。第二，肌肤不通畅，比如说易汗或者不汗都可能引起皮肤病。

人都知道自己体外的皮肤，不知道自己体内的皮肤，就是胃肠道内皮。内皮和外肤是一张完整的皮。所以体内直接影响体外。曾见国医大师刘尚义引疡入瘤，用治皮肤疮疡的方法治体内肿瘤，取得良好疗效，便是此理。

人为什么会变油腻？体内湿热熏蒸，营养不能从胃肠道吸收，却从毛孔而出。人出汗为什么狐臭？垃圾不能从胃肠道排出，随热蒸，从皮毛汗出。此都是病，可治之病。

腿脚不温则全身不暖，全身不暖则精力不足，精力不足则头脑不灵，头脑不灵则效率低下，效率低下则事倍功半，事倍功半则劳而无功。这一般是阳气虚弱，或者是阳气郁而不得发。

据研究，乳腺癌和大肠癌一般成长 10 年后才被查出，肺癌一般 8 年后 30 毫米才被发现！这还是最幸运的早期患者。肿瘤一旦形成最难治疗！每个癌症都有典型气机变化，中医望诊舌诊看气机，可以提前多年发现问题调平气机，癌症就避免了。中医体检治未病防癌症。中医体检调平气机治未病，不仅仅适合癌症预防，可以用于预防各种各样疾病。我这里未病的定义，还是相对西医确诊疾病而说的，其实气机不平衡已经是病了，只是还没有出现器质性病变，所以我的中医治未病，只是提前了一个层次的治病，或者说调理养生，不是真的没病治病多此一举。

## 中医诊断

望闻问切为中医的传统四诊，而且望闻问切排列顺序代表其重要性。《难经》怕后世不明白，专门解释强调说："望而知之谓之神，闻而知之谓之圣，问而知之谓之工，切而知之谓之巧。张仲景《伤寒论》说"上工望而知之，中工问而知之，下工脉而知之"。《难经》和《伤寒论》不仅明确指出四诊的相对重要性，而且明确指出任何一诊均可治病，并不需要四诊同用，上工之神望而知之，无需再行下工之巧切而知之。

望闻问切四诊，精于任何一诊都可出神入化。四诊相参，虽不是必要，但也没什么不好。关键是必须精于一诊，但又不可以本末倒置，只用最次要又不娴熟的脉诊治病。现代医生常搭脉一两分钟就出方治疗，岂能显中药之功效？

望闻问切：人类获取外界信息 83%通过眼睛视觉，10%通过耳朵听觉，其它感觉获取信息不到 10%。视觉是望诊，听觉是闻和问，感觉是切脉、腹诊等。西医各种检测都转化为视觉，而中医不在望闻问下功夫而全靠切脉治病，无有是处。中医望闻问切顺序和重要性已经排列清楚，显示古人智慧。脉诊之模糊和不客观，是现代中医治病无效的主要原因之一。中医之理就是生活之理，和生活道理相背的都可以摒弃。生活中你主要以眼看获取信息，中医亦是如此。

全息诊断：人包含宇宙的全部信息，人体任何部分包括人体所有信息。面诊、手诊、舌诊、耳诊、眼诊，只要精通都可以望诊如神。脉诊亦是。古之脉诊不仅包括现在的寸口脉，还有足部跌阳和颈部人迎脉。其实全身任何地方都可以摸三部九候脉，人不通此理而。

一个人不过是一个精子卵子所来，精子卵子两个细胞就包含了一个人所有的信息。人体每一个细胞都是受精卵发育而来。一个受精卵便有一个人的全部信息，更何况一舌一手一面？此即全息理论。

三阴三阳若健康，岂容疾病来做猖。来人先看其三阳，前倾阳明已失养。左摇右摆病少阳，若是后仰太阳伤。三阴之病如何断？卷缩嗜睡少阴寒。腹胀腹痛有复反，此是太阴出了乱。厥阴得病消渴患，冲心厥逆病不堪。

三寸之舌诊一身之疾，五味之药治万般之病。

舌苔如在天之云，肝气如布云之风。苔厚如乌云压顶，苔水若阴雨连绵，分布不均则肝气不能疏布，苔焦舌裂如烈日当头，苔薄而见有神之舌，便是微风拂面阳光普照。见天知人，方入医道。

中医诊断看到的问题，有些已有症状，有些还没有，但舌象脉象气色早有显示。很多人病了，并不自知，知道时已太晚。同样也有的西医检查能够查到，有的也查不到，即便是病人知道病了，西医也经常查不出来。细微的病变，逃不出好中医的火眼金睛。人病了，病人为什么没有明显的感知呢？可惜大部分人整天神魂游于体外（魂不守舍），忙于胡思乱想功名利禄，忽视了明显的身体感知信号。

舌诊用于脏腑辨证，非常成熟，然于六经辨证还是空白。所以舌诊结合伤寒论六经辨证还是空白。可以用详细的问诊，紧扣六经辨证。

舌照就是人身健康的全能图，无所不知！可以看有什么病症，可以看为什么得病，可以看如何治疗。

我常见到一种舌照，左右舌如同刀切一样一分为二。第一印象就是这人左右脑不能很好协调，可能容易固执走极端。

中医之诊法治法，千变万化，十分灵活。比如说诊法并不止望闻问切四诊，可以用八卦诊断、出生年月日时诊断、伤寒钤法诊断等等，治疗有针、有灸、有药、有手法、有吐纳、气功、导引，等等。若识经穴，随处找来都是穴，若知药理，随手拈来都是药。不过如果连一个死方法都没有学会，还是不能追求这千变万化的灵活性。因为还没有通。

八纲辨证阴阳、表里、寒热、虚实，看似对立，但阴中有阳，阳中有阴。久病基本都是表里双病，寒热夹杂，虚实兼有。所以用药多是寒热并用，补泻兼施。曾治一西医医生看我附子石膏并用，不得其解，不敢服用。他知中医皮毛，不识中医真谛。

中医一般谈八纲辨证，包括阴阳、表里、寒热、虚实。但是气机升降的辨证也十分关键。加升降可称十纲辨证：阴阳、表里、寒热、虚实。升降。

中医辨证，脏腑经络都不难，辨证最难是寒热，用药最难是寒热。疑难病基本都是寒热夹杂。有真寒假热，真热假寒，上热下寒，里热外寒，外热里寒，体寒血热，气寒血热，脏寒腑热⋯辨得出吗？会组方寒热并用以平衡吗？扶阳派火神派滋阴派温病派各执一角。

世界上的病可以说只有一个病，就是寒热失衡。有人太寒有人太热，但是慢性病和疑难杂症一律都是寒热夹杂。扶阳派、火神派啥都驱寒，滋阴派、温病派啥都清热。中医高手就高在善于寒热并用。

焦虑者，必心火炽盛化淤；抑郁者，必肝郁化火上热下寒；躁郁两极症者必上热下寒。

梦反应心理反应体质预示明天。弗洛伊德心理分析把所有的梦联系到性欲，有效治疗了很多病人。治病必问梦，以梦什么知其体质问题。梦的预示作用也毫无疑问，但是同一个梦不同的人，预示不一样，必须自己留心验证理解。弗洛伊德把所有的梦联系到性欲，是不是真实如此？值得商榷。但是为什么他却因此治愈那么多病人，成为世界最著名心理学家呢？因为99%的人都有性压抑和性渴望而不得满足。

梦多，梦紧张，是肝胆火旺。

是否常梦去世的人，是我必问病人的问题。常梦去世的人，阳气必虚，阴界来扰。总结多年经验，下面几种情况常梦去世的人：1.病入膏肓，行将就木；2.癌症出现，或者是癌症迅速发展阶段；3.习惯性多次流产的女人，或者孕期可能将要流产。都与生命相关。

伤寒辨证：伤寒病脉证同辨，六经六气为主线。脏腑辨证用伤寒，不是根本是发展。

心气主生死：心主神明为君，心气衰则君昏神不明，昏君之治，则天下乱。诊见心气虚衰时，最常见是心慌心悸心疼痛，有症状好治。没症状可能更加危险，可能会突发心脏病或得癌症，都是致命的。心气虚神昏最易生癌症。

阳痿早泄不坚是困扰很多人的事，常有人咨询治疗。中医一般认为是肾阳不足，但是很多是心理原因。简单鉴别法：夜里或者一早醒来，看看有无勃起，如果有勃起，一般不是生理问题，可能是心理问题。如果没有勃起，可能就有生理问题了。

所有妇科病皆宗于肝，包括月经乳腺卵巢子宫阴道等等。男人之性能力，不只是肾，肝亦是关键，男性生殖器连接无数的宗筋，是勃起、膨胀、射精、恢复缩小的控制器，宗筋不正常则生各种问题，肝主一切宗筋。

## 中医治疗

中医治疗辨证施治，首要辨证准确，知阴阳、表里、寒热、虚实和升降；其次配方，是补是泻，是温是清，取何方为基础，用何药以加减。务求立竿见影，药到病除。

治病身心并治，中药调身，爱心冥想调心，无论身体疾病还是心理疾病，好好治疗，都会柳暗花明又一村！一本来抑郁，兼多种疾病到不能自理、不能正常社交生活的病人，10 天中药，焕然一新。

身心同治，不仅病情好转，身体舒服，同时成为越来越快乐的人。很多病人常说自己观察到或者别人评价自己有如此如此的身体、精神、面容、心情的改变。治病，如果心态没有越来越快乐，尚未得最好调理。

识此法者治百病：开鬼门、洁净腑、去菀陈莝；温肾阳，实脾土，疏通肝胆。就是要疏通大小便和汗道，祛除淤积，使天人循环正常，同时健脾强身，疏通肝胆。

和闫崇文老先生交流，他不仅治疗各种疑难杂症，更是治疗很多危急重症。在他眼里没有疾病，只有正常和不正常。只治吃饭、睡觉、大小便和四肢运动能力，开鬼门洁净府，实为真谛！

天地交而生人。天赋人以神用，地予人以形体。人死神用去而形体存。治病以调神用为主，而形体为辅。神用在而形随之，气行则血随之。

中医的治疗方法主要包括针灸，中药和手法。精于每一个治疗方法本身都可能出神入化。三法虽各有最适宜的治疗场景，配合使用可相辅相成，提高疗效。然而无有三法具精者。精于一者已甚是难得。

任何疾病都有有效的自然疗法，来到这个世界，药食一应俱全。自然全食物的中药方剂治疗病根，自然全食物营养补充剂保证营养，协助治疗，有效预防。

吃的好，睡的香，是人生成功和快乐的基石。看似平常，因为本来平常。但是如果你失去过，就知道他们如何珍贵！一病人住了医院，有彻夜不眠，幻觉，抑郁症，和焦虑症。经治疗，第一天睡了半夜，第二天就睡了通宵，非常高兴。

脾胃是后天之本，确切地说消化吸收系统是后天之本，包括脾、胃、肝、胆、胰脏，它们相交于胸骨下端凹陷处，俗称心窝。我调理病人，不管什么病，都含调理消化吸收的药物。甚至包括减肥，其实肥胖不是消化吸收太好，而是紊乱。

先天调肾气，后天治脾胃。转气疏肝胆，通天理肺金。不治求于心，路路通罗马。

万病不解，求之于心。心君不明，臣民难服。

心为君主神明，心病则君昏神不明；君昏主不明，则臣乱民反，五脏六腑十二经俱受其害。医家治病注重先天后天，责先后天不验，当求于心，以正君主神明，天下归顺，五脏六腑十二经不乱。

《新英格兰医学杂志》（NEJM）发表了大型丹麦心血管筛查试验的 5 年随访结果，结果显示，全面心血管筛查，未能显著降低全因死亡率！同时，NEJM 还发表了一项结肠镜筛查的大型临床试验结果，结肠镜筛查，未能降低死亡风险！病人经常问，要不要做这个镜那个镜、这个检查那个检查。检查也不无风险，可听医生建议。不过，没查出来的问题，现代医学自然治不了；查出来的问题，现代医学也基本治不了。这就是这两个大型研究的结果！中医通过望闻问切的诊断，调平体质即可。

遗传病：基因性疾病只是有倾向和可能性。基因是否表达要看环境，这就是内外因的相互作用。含疾病基因，可以调理体质环境，使基因不表达而无病。父母含基因疾病，可以通过调理备孕使基因不表达，而生子无疾。关键在调理。

肺病最好治疗，肾病最难治疗。为什么？肺高高在上，是为华盖，轻轻为气接天，稍稍用力气机扶正，很快即愈。肾低低在下，为物质精华，沉重接地气，需大力扭转乾坤，方可渐愈。

治病当排除刺激源，过敏原或者敏感原，包括食物过敏或者敏感，动物过敏或者敏感，以及心理敏感。边治边刺激，再高的心法，再妙的灵丹，都难稳定取效。一位师妹来治抑郁症，为爱情，理性和感性矛盾，意识和潜意识相争。我要她首先做出明确决定，配爱心冥想，可不药而愈。清楚地做了决定，病就好了。

《尚书》有"若药不瞑眩，厥疾弗瘳。"意思是说，久病重病服药后，若无不适反应，病就治不好。瞑眩反应和药不对症是比较难分辨的。抢救白肺病人时，病人常咳嗽吐痰加重而化险为夷。一位病人几十年痛苦咽炎，服药呕吐，一朝痊愈。但是，医生务必要清楚瞑眩反应和副作用不适的区别。

有一种病人难治，特别是手术后的病人。为什么？因为身体器官已经缺损，基本无法完全恢复功能……如果身体没有重创，一般都有希望。所以一定要先中医治疗，而不是术后更差，再来求救，有时候中医也无力回天。

治疗危急重症也是中医强项，然而难度有二：1. 病人都是在西医治疗奄奄一息了，才来找中医，死马当活马医；2. 在极其大量的西药严重控制下，中药很难唤醒自愈能力，即便唤醒也无法工作自愈。所以有的中医师治疗危急重症，要求病人出院用纯中医治疗，不无道理。但是，危急重症的病人出院本身也是很高的风险，应该慎重考虑。

人体气机运动，有任督二脉前后上下之升降，和左升右降，如同地球之公转和自转。此亦是天人合一，万物一理之妙证！治病知调此二气机，会调此二气机者，立成大医！

体育比赛队员除技术水平以外，心理素质是成败的关键。道与术，相得益彰！缺一不可。心理素质都觉得无法很快改变，可遇不可求。其实不然，体育心理素质问题，一般是焦虑和恐惧，焦虑症和恐惧症治疗，两到三周就明显改善，调治心理素质也完全一样，可调很快。

世间无大病，癌症感冒同。辨证要清楚，表里双解平。吃喝拉撒睡，还要调毛孔。一时天地通，豁然百病融。

肝为木，主生发，调一身之气。人以气立命，气滞则水不行，血乃瘀，故万病生。宗伤寒者，必知小柴胡汤之无所不能，因其调肝胆解郁滞。宗温病者，必熟升降散之妙用无穷，亦因其调肝胆解郁滞。

肝为将军之官，风为百病之长，擒贼若不擒王，治病若不定风，必将往来反复，春风吹而又生！

用药如用兵，攻补兼施，寒热平衡，升降有序，君臣佐使，处处玄机。看到病人的康复，其乐无穷！

气机的升降沉浮，对于生病和治病都有重要的作用。治病关键就是调理气机，配方处处要注意升降搭配。中药四气五性固然重要，升降沉浮往往被医者忽视。

一读者问："中医治疗应该因人因时而异，一人一方，为什么治疗瘟疫，可以标准化对症用药？"。答："瘟疫与杂病不同，有非常高的共性，和疾病发展阶段有关，治疗轻度和中度病人，可以高度标准化，按文章对症用药。但很多基础病的人，一旦出现胸闷气短，或者已经危重，因有各种其他疾病并发，无法标准化，需要专门诊治配方治疗"。

纵观针法，八仙过海各显神通。传统针法，利用经络脏腑辨证施治。另有董氏、小针刀、激痛点、浮针、糖针、头针、耳针、腹针、脐针、面针…估计能列几张纸。最简单有效的，就是痛点疗法，即传统阿是穴，任何人都可以有效使用，也不一定用针。曾见一针灸师，治疗就用按摩棒在病人全身检查几百处，遇到痛点，即用力按刮，治疗疑难杂症，疗效神奇。这针灸师功夫可不低，一棒沿经迅速划过，手下便知何处是淤堵的痛点，不需要问病人的。此法不仅疏通经穴，而且病人经常痛的哭叫，立刻释放压抑的情绪痛苦，所以治疗疑难杂症屡见奇效。

中医针灸和按摩利用经络理论，大家都比较熟悉。全息理论是另外一效果显著的理论。你取一只手，一个脸，一个小腹，一只脚，一个肚脐，甚至一个手指头，任何一片地方，都可以找对应点反射点，有效治疗一身之病。经验对应或八卦对应。脐针八卦，只针肚脐，八卦定位下针；面针八卦，只针脸，八卦定位下针；腹针八卦，只针腹部，八卦定位下针；手指八卦，只针中指，六爻定位下针；还有脚底反射区按摩，等等，精湛了，都可以有显著疗效。

194

《本草汇言》：补气必用人参、黄芪，补血必用当归、地黄，补阳必用桂枝、附子，补阴必用知母、黄柏，降火必用黄芩、黄连，散湿必用苍术、厚朴，祛风必用羌活、独活、防风。此用药之基本知识。

大黄又名为将军，所到披靡不可挡。通便泄水逐瘀血，除热通堵美名扬。大刀阔斧决生死，用错亦可把命丧。

附子辛温有大热，回阳救逆唯他成。虎口夺食四逆汤，起死回生真英雄。温经散寒麻附辛，驱寒除湿首当冲。扶阳火神最推崇，滋阴温病甚惊恐。

我开出的药方，其中的中药，自己基本都亲口尝过，所以对病人的药性反应清清楚楚。今天尝试蜈蚣。蜈蚣外通肌肤内通脏腑之经络，攻其毒散其结，息其风止其痉。

蜈蚣，善咬毒蛇，故解一切毒，善治恶性肿瘤。蜈蚣形如脊柱，百足如脊柱神经，故善治各种脊椎病。其百足伸展之气，爬拱之力，可通所有经络，修复所有神经。见物便知其治。近取诸身，远取诸物，万物拈来皆是药，即是此意。

随手拈来皆是药：叶天士曾治一告急难产孕妇，看了看前医薛生白的方子，感觉药方对症。怎么胎儿不下呢？正此时见窗外梧桐叶哗哗落下，灵机一动，加梧桐叶 3 片为引药，产妇服后瓜熟蒂落！为什么？这是中医天人合一之道，取象比类之法。取其叶落向下之象和向下之力，比类瓜熟蒂落产子而下。

一付桂枝汤，千古名方。桂枝助阳，白芍调阴。桂枝走卫气，白芍行营血。桂枝推动脉，白芍通静脉。桂枝甘草强心，芍药甘草柔肝。配方简单，妙用无穷。调和阴阳，活血化瘀，解表强心。

百病之长是邪风，变化多端走不定。群方之首桂枝汤，八十一变来定风。伤寒杂病论中太阳中风是第一篇，桂枝汤是第一方，专主风邪致病（太阳中风），张仲景用此方变化 81 方，胜出孙悟空 72 变，无不与风有关。你看治风多么重要。

瓜蒌薤白半夏汤，心肺胸病第一方。胸闷气短咳和喘，心慌心悸心绞痛。胸痛彻背背彻胸，此方一付立见影。

小柴胡汤妙用无穷。为什么？小柴胡汤左升右降，调动一身之大气，使之运转起来。小柴胡汤又主三焦经，通利三焦，调水要道。大气一转，水道一通，气滞血瘀，百病皆消！

我开出的药方都有一味隐形的药，就是"爱"。我都是带着爱组方。然而我在考虑是不是把这个"爱"，直接写到药方里。不仅用我的爱来抚慰病人的痛苦，也提醒病人，把自己的爱传送给自己的身体，带着爱心买药、煮药和服药，用爱疗愈自己。

很多病人和爱好者问中药用量问题。我的药方用量很小，大部分 10 克内，有过病人因药方药少量小，而被药店耻笑过。但是我用药四两拨千斤，很多病人第一次服药就有转机，关键在辨证组方，不在量大。比如说一皮肤病人怎么都治不好，我就用 7 味药治疗的，桂枝、麻黄、白芍、杏仁都只用 5 克，3 天病去！火神派扶阳派用大量附子，动辄近百克，甚至几百克，而不效。我最多一次急救医院病危通知书八大系统七大瘫痪、一周昏迷不醒不拉不撒、鼓如气球的病人，只用 30 克制附子，第一次药 15-20 分钟后肠鸣如雷，大小便就通了，人就苏醒了！药量小，第一治病多治气，气药不需要量大；第二，保护自然环境；第三，解除有些病人对中药毒性的错误理解和不必要的担心。

现代中医动辄每味药 30 克以上，几十味药煮一大锅。我每味药 10 克左右，省钱省药无副作用。有一位肺癌病人来诊，手脚冰凉，前医效仿李可，每付药 500 克生附子！没有效果，而且很危险。我只用 15 克制附子，非常安全，病人手脚就回暖了！

汤剂、颗粒剂和胶囊：美国人和美国出生的华裔，很少愿意煮中药，也很少能够喝煮的汤药。如果父母或自己选择煮药的，大部分会很快终止治疗。颗粒剂冲服方便，疗效不错，胶囊就更没口感问题。对美国人和美国出生的华裔，提供颗粒剂或者胶囊，以免他们失去治疗机会和断送他们对中药的兴趣。

肚脐用药：病人喝不了药是个难题！喝一点，药力难达。可配以肚脐用药。肚脐是人先天生命之本，在母体中所有营养药食的通道，和全身无处不达，可以高效快速吸收药物，送达全身，治疗疾病。

治疗很多危重病人，用药方法各有不同，能够口服药物的就口服，有的昏迷插管就鼻饲，有的不能服用也无胃管就敷肚脐用药。肚脐是先天生存之本，吸收力极强，迅速输送全身无处不到，所以仅靠敷肚脐亦见奇效。

治疗刚出生的宝宝还是有难度的，无法像大人用药。不过疗法多样，不能服药者，可能肚脐用药，可能用清七轮能量疗法，随机应变，总不会束手无策。

中药配方，可以只默念其名和用量，不服用，同样会有效。万物如人一样，皆有灵性，各有其名，唤之即到，是用其名。万物各有其数，此是易经，先天八卦数，以定其量，指其入经入脏去处。唤药来入经，如服药殊途同归。这样用药配方必须是按易经开方用量，不通易经者，一般药方无用。配方亦需简单容易记住。

如何打破血脑屏障（BBB）治疗脑部器质性病变？这是医学界的难题。大脑在中医中属于奇恒之腑，虽有提到，没有直接治疗大脑之法，都归于五脏六腑间接治疗，不像其他奇恒之腑，象胆和女子胞宫都有治法。难到古人也知，因为血脑屏障药力所不能达？现代医学研究证明嗅觉神经直通大脑，也就是说嗅觉和视觉与听觉不同，没有"预先处理"这道程序。此处正是下手突破口！在治疗大脑器质性病变时，配以香药比如麝香和饮用药同时使用，或者直接让病人吸入药蒸汽，可以帮助解决这一难题。有些研究论文表明，麝香对解决血脑屏障问题效果不错。

中医治疗，也属于自然疗法，所以也可以不拘一法，和其它自然疗法配合使用。比如说膳食补充剂和中药同用。在中药和针灸补阳通督脉的同时，可能让他们去找整脊师，同时调脊椎。有时根据他们宗教信仰，顺势治心。各种自然疗法，不拘门派，随手拈来，只为病人康复。

日本汉方师谈病人服用西药，掩盖症状，难以把握病症本态，影响精准诊断和用药。他让一病人彻底停掉西药，因为知道西药根本也治不了，并且告诉病人停了西药会加重，加重时再来诊，抓住本态用药一举成功。现在病人都服用西药掩盖症状，对中医诊断用药确有影响。

现代人治疗中风，只知活血化瘀，这是西医思维。好的医生在活血化瘀同时知道补气升阳。这些都是救里。很少有人知道解表的重要性。治法急则先解表开关，继则益气充血，脉络通利，则病可痊愈。

治疗和预防心脏疾病，是中医强项。现代科学思维只知道稀释血液，不知瘀血根在气虚气滞，治疗补足心气，有了动力能量，如同开闸放水，以四两拨千斤，气血自通，污淤自消，心脏自安。否则即便血液稀释，亦是一潭死水，身心不得滋养。

一病人因为心慌、胸闷、夜梦惊醒来治。问诊发现每天夜梦去世的母亲。5天中药后：不再梦去世的人，夜里不再惊醒，睡得很好，胸不闷，心脏不再难受，不憋气了，头脑清醒不胀闷了，身体沉重减轻了很多！常有病人问我为什么问梦不梦去世的人，这个信息很关键。如果你常梦去世的人，甚至天天梦去世的人，一定病得不轻，即便你没有症状感觉，这是大病信号，需立刻治疗。

现代流弊，嗓子一疼就要清热解毒，搞声乐的喝胖大海、菊花茶，希望自己嗓子好。岂不知多是适得其反。嗓子疼是扁桃体等免疫系统对抗外邪，并不是热病，外邪一解，疼痛自去。嗓子不好，基本上是太阳经和少阴经寒气，一解则声音洪亮清润。

今天一病人谈起慢性咽炎，此病经常是感冒治疗不当形成的。咽喉肿痛是感冒和流感等常见症状，是扁桃体等免疫系统对抗外邪的表现，其实不用治疗，只需解表外感，咽喉自愈。时弊是用消炎西药或清热中药压住，虽当时有好，经久便成慢性咽炎。

抑郁症：一位被西医诊断为中度抑郁症的病人，我觉得可以不药而愈，要她做爱心冥想，不开药。后来两次要求我开药，说是失眠。我问冥想多久，每天一次10分钟。我说她要不就去吃西药，要么严格按照我的方案。然后遵守我的方案，不到一周抑郁失眠都好了！抑郁症不难治，抑郁症病人中药加爱心冥想结合。效果很好。可惜了很多抑郁症病人，受到极大痛苦，甚至危及生命。只是无缘尔。

产后抑郁症不仅妈妈痛苦，而且给婴儿播下抑郁的种子，初到人世却见不到母亲的阳光，大大增加孩子以后得抑郁症的机会！产后抑郁症的妈妈，也难以感受到孩子带来的快乐。这是我对曾经产后抑郁的病人的总结。一般是气血虚弱瘀滞造成，调理不难。唯有中药可拨开乌云见天日，可解此难。

妙治梦交救杜娘：昆剧《牡丹亭》中杜丽娘因两情梦交而亡。《金匮要略》中载"失精家，桂枝加龙骨牡蛎汤主之"，便可救杜丽娘。现在男男女女手淫、梦遗、梦交成性，造成头晕脑胀、阳痿、性冷淡，甚至不孕不育，都可以考虑此方收得良效。手淫自乐和两性相欢对身体影响有很大区别：手淫自乐是"孤阴不生，孤阳不长"，对身体只是纯粹的消耗和损伤；两情相悦则不然，是阴阳交合，相互温暖滋润，若不过度，实有益无害。所以建议男男女女戒手淫，如果需求强烈，就要有异性相伴。所以你爸妈催你们尽快找对象结婚不是坏事哦。

给一群美国人讲椎间盘突出、脊柱骨刺等不用手术，可以中药治疗。脊柱和各种骨头关节，全靠肌肉经筋的力量控制，中药可以很快调节肌肉和经筋，以调整骨头位置，解决疼痛和运动问题，稍久骨头本身也会变化。

《金匮要略》中有治疗狐惑病，然而狐惑病到底是什么病，后人只能猜测，现在人一般认为是白塞氏症，或者口腔溃疡和阴部溃疡，药用甘草泻心汤。日本汉方师治疗一16岁女每夜梦游，翩翩起舞，优美如仙，以为狐仙附体；又治一妇受猫吓而得奇病，起居动作发声皆似猫，以狐惑病法治之都立效，值得思考。

因治一血小板减少病人，想起3个月前曾经治疗一血小板减少紫癜病人，服5天药后没复诊没反馈，遂随访。她治疗前不能动，站久或走动就屁股腿都是紫癜，月经来时也发作，5付药后，现已3个月，仅两次多吃海鲜时长了点，其它一切正常！

一病人久咳，过去因肺结节做了手术，不解地问："我10多年前查出肺结节，那时候咳嗽，手术切掉了，为什么这么多年还咳嗽？"，答曰："肺结节是一个点的影响，切除了，是一大块的影响，而且病根未去。"10天中药，病去80%。

治疗危重白肺患者，咳痰是关键，只要痰能够咳出来，肺就不会衰竭，就在转机。一住院病人，服药后硬疙瘩痰都咳出来了，血氧等很快好转，脱离危险！

一位77岁100%白肺患者，从ICU拉回家昏迷不醒，服用两次中药后，可以动眼，有反应了，大便通了！五天治疗好转很快，昨天很精神，有交流，一高兴2个多小时交流过程中，没有吸氧，造成再度昏迷。危重病人的治疗，每一个决定都生死攸关，是生命的教训！这段时间抢救危重白肺病人过程中，有过两例，经治疗稳定好转，但未经我同意，决策行动失误，再次危机，难度陡增。遗憾的是，这种情况一般很难再创奇迹，似有天命。

最近抢救不少 ICU 患者，有的成功救出，也有因为太晚不能幸免。ICU 在某些情况下当然有它的价值，比如说车祸急救，但是病危患者的尊严是一个值得深思的问题。ICU 病人去世前经历插管和治疗，承受极大痛苦，没有尊严，都是昏迷而死，没有回光返照的机会，不能清醒地和亲人说最后的再见，甚至因为 ICU，死亡时不能和亲人在一起。


妇科的经带胎产，中医治疗是很有优势的，比如说不孕症，月经不调疼痛等，我多用伤寒杂病论方。《傅青主女科》病类分得很细，理讲的很好，和一般经为血的认知不同，独到之处是强调经血为肾水，故称天癸，癸水也。女人之病，治气血水。图胎孕本是自然本能，然现在太多人不孕。有人咨询说身边三对夫妻怀孕困难，多次怀胎没有胎心，西医查不出问题。这一定是体质问题，一张舌照便知病因。中医治疗不孕疗效很好，但是备孕先调体质更为上策。现代人不孕有很多社会问题：1. 女子很早就用避孕药，或是西医治疗月经问题，或是不结婚很早就性活跃等；2. 太晚生育，或为了事业或为了自由；3. 女子以瘦身唯美，把自己折腾坏了；4. 压力山大。

女人之月经，是血，却又非一般之血，是经血，此处经血，亦可称精血，是精亦是血。治疗女人月经和孕育之病，要调经，调精和调血。月经，黄帝内经称之为天癸，癸为水，即天水，天一生水，故是肾精，而非一般之血。然而血虚血枯，则亦无经或者经血量很少。

怀孕重在调经，中药调经效果非常好，常有病人经血不足难孕，一病人的经血是多年前正常量的 1/4，调理很快恢复到过去正常量的 1/2。当然继续治疗还会更好，岂用担心怀孕？

不孕症：不孕流产都是病人体质问题。体质不调好，即便试管婴儿，成功率都很低。美国不孕医院接收病人都严格筛选，以保成功率不砸牌子。比如说斯坦福大学医学院，独树一帜，不拒绝病人，但要求先找中医调体质半年，或孕或增加试管婴儿成功率。据我的经验，大部分不孕，中药调理 1-3 个月可以怀孕。

治疗女子不孕流产容易，然而调理男子不育相对较难。概因土壤环境易改，种子难变。正因如此，男人一次射精大概有 1-3 亿只精子！漫天撒网。

女性子宫肌瘤、甲状腺结节、乳腺结节很多。甲状腺结节的女性，检查一下乳腺、子宫，大概率会有乳腺增生、结节和子宫肌瘤等问题。西医看它们毫不相干，就是割，割了再长再割。中医看三者病因病机相同，都始于肝郁，解肝郁，舒心情，病可去。

癌症：中医经典无癌症病名，属积聚脏结。癌症都正气不足，虚实夹杂。《黄帝内经》说"正气存内，邪不可干"。《伤寒杂病论》说"脏结无阳证……不可攻也"。治疗不知扶正，有害无益。

癌症病人首先树立正念：杀死肿瘤不是目标，而正常健康生活工作是唯一目标；身体不是敌人，而是自己，不是战场，而是生存根本；和肿瘤不是你死我活，而可以和平相处；肿瘤不是急症，而是慢性病。

关于中医治疗癌症的思考：对癌症病人的治疗，入手的第一步都是匡扶正气，保护体质，即便是治疗重创的病人，一般在 2-3 个星期内使病人能吃能睡，这是扶正。这一步基本都可以做到。扶正以后第二步开始驱邪，也就是中医清理。扶正为补，驱邪为攻，但是攻中定补，不损体质。这一步效果，在有的病人也是不错。如果病人进行西医治疗比如说化疗，中医一般要避免驱邪法，以免进一步伤元气。治疗癌症，其实所有疑难杂症，身心灵三个层次同时治疗，效果最佳。中药治疗身体，冥想疗愈心灵。病人在治疗过程中不仅身病减轻，心情也快乐，良性循环，相得益彰，所以疗效经常比想象的好。

汤钊猷，西医肿瘤外科专家，工程院院士。谈癌症治疗，用西医去"攻"，用中医也去"攻"，本以为可以双管齐下，疗效翻倍，却没想到患者的病情更重。后来发现，西医用化疗的时候，中医其实要补，这样患者的生存期才会延长。和我的经验和观点如出一辙。

《自然》子刊发表研究报告：化疗促进癌症转移！支持我的"西医治病，中医保命"的中西医结合治疗癌症方法。可以用西医化疗、放疗、靶向药等治疗，但是一定要配合中医，一则保证体质和生活质量，二则改变体内癌细胞产生的环境。否则纯西医治疗可能促进癌转移。

《自然》杂志发表英国科学家研究结果：放疗促进癌细胞转移！所有针对癌细胞本身的治疗，都促进癌细胞的扩散和转移。只有改变体质环境，才是治疗癌症根本有效方法。这就是中西医治疗的根本战略性区别，一定要考虑中西医结合。

华尔街日报刊文称，癌症医生重新思考癌症治疗，说宫颈癌、直肠癌等等，都受到过度治疗，而少侵入式治疗效果很好。过度治疗比比皆是，只检查肿瘤缩小没有，癌细胞死了没有，不管病人的生存质量。

纯西医治癌症，肿瘤消失了很高兴，但不知复发是经常的，复发后，很难再控制住的，扩散和发展一般比原来更迅猛。为什么？因为体质被副作用摧毁了，免疫系统彻底垮了。怎么办？中医解决西医副作用，保证体质和免疫系统，减少复发和转移，是唯一出路！

化疗、放疗、靶向治疗，使体质越来越差，即便暂时癌瘤消失，复发难免，一次比一次凶猛，因为体质被副作用摧垮了，免疫功能没有了。中药解决副作用，保证体质，保全性命，防止复发，是不可或缺的。

西医会对一位 90 岁的癌症病人进行化疗！造成病人无法承受的副作用，来求中医帮助。这么高龄，应该考虑保守治疗。

癌症病人要担心的不是癌症致死，而是西医治疗副作用对身体的摧残而死。保体质提高免疫力，是癌症病人保全性命的唯一办法，而不是杀杀杀癌细胞。调理体质是扶正疗法，杀癌细胞是祛邪疗法。西医治疗都是祛邪，中医可以扶正。癌症的西医治疗，一定要配合中医减少副作用，固护体质，这样治病而减少伤命。中西医结合，西医治病，中医保命。

西医治疗癌症，癌瘤即便在表面上消失了，但是滋生癌瘤的土壤，也就是病人的体质，不仅没有进步而且更加恶化，所以初步治好的病人，复发和转移率都很高，复发更加凶猛！如配合中医调好体质，铲除滋生癌瘤的土壤，可以帮助减少复发和转移的问题。所以手术摘除化疗放疗靶向治疗等等，以为好了的病人，一定要用中医调好体质，才能放心不会卷土重来，不会转移。其实，西医治疗的同时，使用中医解决副作用保证体质最好。中西医同时使用，就可以西医治病，中医保命！治疗癌症，能够控制肿瘤不长大，不扩散转移，也是很好的疗效。

《柳叶刀》报道因多病共存的复杂性，现代医学研究已经到达了一个瓶颈期。《自然》报道超过 70% 的研究者称，无法再现其他科学家的实验。现代医学的研究方法论和单靶点万人一法的治疗到了尽头，所以无法攻克癌症。治疗癌症需要全新的思维和创新。

《自然》子刊又发研究报告，科研机构的癌细胞竟然在偷偷进化，甚至对药物的反应也产生了大幅度的变化，它们或已进化成新 "物种"，癌症研究出现危机。连一般细菌都在进化会抗药，癌细胞是人体极其聪明的细胞，因为她自己找到长生不老之法，岂是一般细菌能够相提并论？怎么能不会变化不会抗药呢？

肺癌病人腹腔转移，经调理明显好转。这病人每次视频，都开心得无比高兴，每次微信都说特别开心，有时不能及时回复，常等我微信而不睡觉。为医责任重大，影响深远，岂可不兢兢业业？若不好医，不当从医。

## 论经典和医德

中国文献有经和论的区别。经是至高经典，论是诠释经典要义的。《黄帝内经》是经，《神农本草经》是经，《伤寒杂病论》是论。《伤寒论》是论广《汤液经》而非《黄帝内经》。可惜伊尹《汤液经》已经失传。用针需尊内经，用药需尊汤液经神农本草经和伤寒论，为医需融会贯通。图

人生短暂，书籍汗牛充栋。真理唯一，只需贯通真谛之经，无需费时皮毛之论。开智慧体悟生命真理，愈众生回馈人类宇宙，以下之书可读百千遍：六祖坛经，道德经，易经，黄帝内经，伤寒杂病论，Bible 圣经。

大医必熟读之书：中国文化三大教典：易经，道德经，六祖坛经。中医学四大经典：黄帝内经，难经，神农本草经，伤寒杂病论。没有读过这些书的人不成大医。

正本清源回归经典：回归经典是正道，救死扶伤功夫高。回归经典是捷径，事半功倍得奥妙。内经伤寒是根本，其余都是枝末梢。汗牛充栋多医书，没有根本多皮毛。

黄帝有《内经》，神农出《本草》，伊尹成《汤液》，仲景论《伤寒》。此是中医之法脉传承。

中医渊源：黄帝立内经，医理之准绳；岐伯说经络，针灸之奠基。神农著本草，药石之经典；伊尹创汤液，方剂之法度。

《内经》具其理，明针灸之法要；《伤寒》备其方，示用药之纲领。

歧黄之学解生命之秘，仲圣之术立疗愈之法。法于阴阳见六经之变，和于术数知六气之化。黄帝内经开篇说"法于阴阳，和于术数"，故其前半部讲"法于阴阳"，但是后半部的五运六气即是讲"和于术数"。中医界通阴阳亦晓术数者，凤毛麟角，而知术数者也少有精通方药的，常落于玄虚。

智慧不因时空而失其光芒，因为她是超越时空的。智慧之巅，可到达而不可超越，其大无外，其小无内。故圣人一出，即达巅峰，后人无法超越。中国文化之佛道医，根于智慧，因圣而起，永放光芒。

为什么《黄帝内经》《伤寒论》能胜于所谓高度 "发达"
的现代医学？此法源自上古时代的黄帝、岐伯、神农、伊
尹。按照《圣经》和中国古代文化记载，上古时代人神共
居，这些方法是神传下来的，是基于生养我们的大自然的
疗法。在生命方面，人是永远超不过神，超不过自然的，
因为人是神和自然创造的。人对生命的理解永远是局限
的，因为不识庐山真面目，只缘身在此山中。后世离神渐
远，崇尚知识人造之物、远离自然智慧，故少有得之者，
更难超越。

中医之博大精深，但是对大部分人，又难以进入一窥其殿
堂，此自古之叹，非仅今日。远在医圣张仲景之时便如
是。他的伤寒论自序中指出 "观今之医，不念思求经旨，
以演其所知，各承家技，始终顺旧。" 也正讽刺现代只能
引以为豪的 "祖传世家"！他继而又引孔子云：生而知之
者上，学则亚之，多闻博识，知之次也。并指出他自己
"余宿尚方术，请事斯语。" 当然所谓的生而知之，并不
是生下来啥都知道，而是调动本身本有的智慧（不是知
识）去认识，而不是停留在博闻强记的知识层次。

学中国文化释儒道医，第一功夫是古文，第二功夫是定心，第三功夫为实证。无古文功夫，读不通圣贤原文，净被后世带入歧途；中国文化根基在心，不在思，功夫在证不在理，唯定心证悟是真途，非为学识。

读古籍是一件很有意思但是又很难的事情。得一边读，一边理解，一边考证。不仅古籍传抄错讹常出，而且经常真伪难辨。今天读到《黄帝内经》72 篇和 73 篇，古本没有此两篇，自宋代发现补入，故有人疑之伪作。我看这刺法论和本病篇两章，说天气降而不得降，地气升而不得升，故郁。天也生病？地也生病？四时更替六气交换自然有续，岂有变不得变，化不得化之理。甚疑伪作。

甚疑《黄帝内经》72 和 73 篇是伪作，不仅理论上天气该降不得降，地气该升不得升，以及司天不得迁正等有点荒谬，里面还有吐纳法和炼丹术。当然说伪作，也只是说可能是后人借黄帝之名补充加入的。 图

读古书，古本古书，特别是手抄或楷印无标点，不仅学知识，更是艺术欣赏。赏心悦目之中，心自然沉定，知识自然融汇，是一种修心养性的享受。

体悟生命之体悟，不是思考，不是哲学，更不是读书学习的知识，而是亲身经历体验。比如说给病人开的中药，无不亲口品尝过药性的身体感受，如病人稍有不适反应，无不准确知道哪味药引起，调整即好。修心更是除了体悟，别无他法。

修心无止境，医术无止境，都是一生的功夫。只要保持激情不断努力，必定会一直进步攀登顶峰。

我最爱读古籍，原装的古籍装订本。同样的书，现在出版装订，远不如古本装订看着心静沉入。我看所有的古籍，包括佛经、道藏、医书，也只看原文，靠自己体悟，不看别人注释，更不看白话本，以免被他人带入沟里。这些书读来都似曾相识。

小时立志读万卷书行万里路。不知是否已破万卷书，但古今中外读的不少。万里路应该很多倍了，工作踏遍了世界各地。现在立志是要生而知之，就是读懂自己与生俱来的大智慧。张仲景伤寒论自序引孔子语"生而知之者上"，便是此意。

生命有限身为本，书山有路爱为径，医海无涯勤作舟。

曾学山医命相卜，提炼医术；本修佛儒道基督，方得心法。

我读书是完全随兴。有时候可能一年也不想读一本书，每天只是体悟；有时可能一连三五月天天读书。有时一本书连续翻来覆去读很多遍，甚至请假一周只读一本书或者一个作者的所有书。必待兴致，饥渴如海绵吸水。

凌晨五时读经典，激情高昂兴趣满。为使病人身心健，要让病魔吓破胆。

起早贪黑读医典，带着医案在心间。三阴三阳六经辨，疗效好坏为哪般？理法方药再钻研，医术务必更精湛。

黄帝内经最重要的思想是天人合一，治病修养要合于四季和时辰的阴阳消长变化，或者说是一种时间医疗。但是除了针灸有子午流注灵龟八法外，后人基本不会用时间疗法。伤寒论治病有欲解时，也未解释如何用，故也没见到有人用。黄帝内经最后篇幅，专门把时间医疗系统化为五运六气，但是确实很复杂。中运，主运，客运，司天，在泉，主气，客气，先要排定，再分析相互关系。几于失传。图

升降出入，气机之常，大气一转，百病皆散。黄帝内经曰："出入废则神机化灭，升降息则气立孤危。故非出入则无以生长壮老已，非升降则无以生长化收藏"。故通调气机的升降和出入，是治病的密法大法。

《黄帝内经》运气学说，从第 66 章到最后结束 81 章，全部讲五运六气。以天之五运地之六气，预测一年气候变化可能造成的疾病，以及治疗方法。可惜现代中医基本失传不会用。连古时大医也各说不一，明马莳就批判晋王叔和贻误后人。

曾经一气读过百遍《六祖坛经》，若有那个激情看《伤寒杂病论》，何愁不成大医。

《难经》第 51 问就点明了自闭症的体寒、阳虚、病在脏而非腑：曰："病有欲得温者，有欲得寒者，有欲得见人者，有不欲得见人者，而各不同，病在何脏腑也？"然："病欲得寒，而欲见人者，病在腑也；病欲得温，而不欲见人者，病在脏也。何以言之？腑者阳也，阳病欲得寒，又欲见人；脏者，阴也，阴病欲得温，又欲闭户独处，恶闻人声。故以别知脏腑之病也"。就是说，自闭症不欲见人，喜欢温暖，病在五脏，不在六腑。

《难经》第 56 问五脏之积，更为治疗癌症提供线索和启发，比如说治疗肝癌，需要调理肺肝肾三脏："五藏之积，各有名乎？以何月何日得之？"然："肝之积名曰肥气，在左胁下，如覆杯，有头足，久不愈，令人发咳逆，疟，连岁不已，以季夏戊己日得之。何以言之？肺病传於肝，肝当传脾，脾季夏适王，王者不受邪，肝复欲还肺，肺不肯受，故留结为积，故知肥气以季夏戊己日得之"...

白话译文：肝的积病叫做肥气，发生在左侧胁下，肿块隆起如同覆盖着的杯子一样，有头有尾。日久不愈，会使病人发生咳嗽气逆、疟疾等疾病，经年累月，不易治愈。是在季夏戊己日得病。为什么呢？，因为肺金的病邪可传到肝木，肝木应当传给脾土，脾土在季夏是当旺的时候，不易感受邪气，肝木的邪气又可能回传给肺，肺金是制约肝木的脏器、不易感受肝本来的邪气，所以邪气留滞凝结在肝，成为积病，因此知道肥气在季夏戊己日，脾土当旺的时日容易发生。

阅神农本草经，明药性气味；宗伊尹汤液经，知组方配伍。惜伊尹汤液经法早已失传，究伤寒论辅行诀以溯其源。论广汤液经，出伤寒杂病论；摘选汤液经，有辅行诀法要。此为中医用药之法脉传承，中药大师不可不知。

张仲景的《伤寒杂病论》（伤寒论和金匮要略）以及陶弘景的《辅行诀》都来自失传的《伊尹汤液经》。但张仲景详谈脉证处方，略去汤液经组方规律只字不提，陶弘景记录了汤液经组方规律，收录的五脏补泻方，严格按照理论组方！这个规律不易用于伤寒杂病论。黄帝岐伯开针砭之先，神农伊尹创药石之治，这是中医的渊源。

伤寒治百病，百病治伤寒。

伤寒论教授王鱼门第一堂课开始就说"不学伤寒者,非正统中医也"。确实如此,甚至可说"不学伤寒者,非真中医也"。后世中医走偏了路,现代中医面目全非,中医大学教育,经典都成了选修课。简单选择明医的方法,就是看他她懂不懂《伤寒论》,会不会用伤寒方。

医圣仲景著伤寒,字字珠玑无闲言。脉证清晰难思议,方无不效真出奇。是人怎可神如此?让我后生永不及。

医圣张仲景本是长沙太守,即湖南省长,可称"既为良相,又为良医"!为救众生之苦,40多岁弃政学医。医界成就永无来者。其对病人之观察描述叹为观止:心下悸,用手按,循衣摸床,起则头眩,身为振振摇。见其症,用其药,覆杯而愈!

著《伤寒杂病论》的医圣张仲景，望诊如神，知人二十年后将死之病，授一药方，提前二十年治未病！可惜病人福浅不信，在劫难逃。仲景见侍中王仲宣，时年二十余，谓曰："君有病，四十当眉落，眉落半年而死，令服五石汤可免。"仲宣嫌其言忤，受汤勿服。居三日，见仲宣谓曰："服汤否？"仲宣曰："已服。"仲景曰："色候固非服汤之诊。"仲宣犹不信。后二十年果眉落而死。

和意大利中医药学会名誉主席闫崇文老先生深谈。他从小学中医，后又学西医 8 年，从医 55 年，走了 40 年的弯路后，回归经典伤寒杂病论，方知西医不治之症，张仲景早已明示方法！

仲景之法不在补而在通，法法都在调节阴阳、表里、寒热、虚实的平衡，利用身体自愈功能，平衡了则一切疾病自愈。后世医家滋啊补啊，不得真谛要领。

一本伤寒，千年不朽，万人解注，无人得全！

伤寒论之理是个千年难解之谜。博览众家之说，比较全面的还算张隐庵和陈修园。明代马宗素的伤寒钤法，全部术数化又如同算命先生。李阳波倒是真正试用五运六气解伤寒的，利用五运六气致病，按照中药的四气五性解方，术数量化，但多有牵强附会之处。

读三位名医解注伤寒论。黄元御，徐灵胎和胡希恕。比较喜欢胡希恕，一边讲解，一边考证可能的误抄和伪作，考证以伤寒本书前后以及和金匮互参。

闭关一周读医典，六经寒热再来辨。若知解表和通里，起死回生挥手间。

晨起挑灯读《伤寒》，字字珠玑无闲言。外感内伤诸不安，伤寒金匮定坤乾。世人不知其璀璨，知者不信更福浅。

静心再读伤寒论。每读都有新的体悟，特别是一边读一边回顾自己治过的病人案例，思考如何更好的应用。

伤寒论开篇方剂就是桂枝汤，伤寒论所载 112 方中三分之一是桂枝汤变化而来！桂枝汤调和营卫，也就是疏通动脉和静脉，解肌发表，就是疏通微循环！桂枝通心阳，白芍化阴血，一阴一阳回归太极。营卫和血脉通阴阳平，预防治疗第一方！内含桂枝甘草汤补阳，芍药甘草汤滋阴

伤寒杂病论，厥阴病主方乌梅丸，为肝寒相火郁热，造成的寒热错杂、厥热胜复而设。乌梅丸温中有清，寒热并用，于预防和治疗肿瘤息肉糖尿病等可建奇功，盖癌症一病即寒热错杂虚实相兼，肝阳来复如阳春三月，自然生机盎然。

伤寒四杰: 四逆回阳可救逆, 真武运水兼除湿。柴胡疏肝转大气, 桂枝营卫调阴阳。

伤寒曰: 少阴之为病, 脉细微, 但欲寐。脉细微, 就是气血虚而欲脱。欲寐, 即嗜睡。大病危重, 昏迷不醒, 亦是欲寐, 脉多细微, 须从少阴论治。少阴, 就是心肾。心肾主精气神。人得精气神而为人, 失之而为尸。

伤寒论中一两到底是现在的多少克? 一些考证说汉代是一两等于 15 克, 也有说一两是 37.5 克, 但标准中药书籍像《医砭》以一两等于 3 克换算, 这是我用的计量法。有时病人或者卖药的觉得我的药特少, 不过效果挺好。也见到别人用 15 克换算, 是我用的 5 倍, 效果也不错……

李可用《伤寒》, 其量重, 恰似那美髯公关云长用青龙偃月刀, 浑重而威风凛凛; 我用《伤寒》, 其量轻, 堪喻白袍小将赵子龙使亮银枪, 轻柔而变化多端。

《伤寒杂病论》通行本和桂林古本对照阅读。通行本是晋代王叔和编辑的，桂林古本据称是张仲景子孙嫡传下来的，未经编辑定稿前的一个原本。还是有区别的。比如说厥阴病篇"手足厥寒，脉细欲绝者，当归四逆汤主之"。桂林古本说"当归四逆加人参附子汤主之"，更加对证。现在出版的古籍都是古人传抄的，错讹多端。我一边读古籍一边考证古籍，搜集各种版本对照查看排除错误。伤寒论还用《辅行诀脏腑用药法要》，一般简称《辅行诀》，一起考证。我读《六祖坛经》就有 6 本不同古人手抄影印本。

读了长沙古本伤寒杂病论，是伪书，非张仲景原著。增谈瘟疫，语句绝非仲景文法给出脉证方剂，比如"太阳病，项背强几几，及汗出恶风者，桂枝加葛根汤主之。"然而，书中瘟疫论说"宜用白虎法，加通气逐秽之剂"。"宜用附子、大黄、细辛，加通瘀之剂"。象槟榔、大青叶也都非仲师用药。是后世伪作无疑。

桂林本伤寒论收录了五运六气，基本是黄帝内经原文。两书六气为病篇均可质疑。比如阳明司天，即是阳明燥金客气加于少阳相火主气，岂有客胜之理？内经伤寒只谈主胜，道理明显。但太阳寒水司天加临少阳相火，岂有主胜之理？两书均列主胜和客胜病情。欢迎讨论。伤寒杂病论中对阳明司天和太阳在泉为病作了很好的解释：阳明司天为病中说"金居少阳之位，客不胜主也"，就是说阳明燥金客气司天加临于主气之三气少阳相火，金被火克，故客不胜主。在泉为病中太阳在泉中说"水居水位，无所胜也"，太阳在泉即是太阳寒水之客气加临于主气之终气也就是六气太阳寒水，故水居水位无所胜也。

为溯《伤寒论》之源，开始一边读一边考证《辅行诀脏腑用药法要》，一般简称《辅行诀》，和伊尹的《汤液经法》。古籍常真伪难辨，具有挑战性。读完了《辅行诀》，虽然真伪难辨，但是觉得不错，思路很好，也挺有启发。更重要的是他有汤液经法图，提供一种新的研究伤寒论配方的法度。如果能够解开仲师配方之法，就可以像他说的演其所知了。

《辅行诀脏腑用药法要》中说汤液经法图是《汤液经》最重要的奥妙，学者能熟用这个组方的方法，就可尽通医道了！陶弘景这评价也太高了！如果真是这样，便知用功处。此图看了基本明白。需要用此汤液经法图，去解伤寒论方剂配伍，看仲师是不是如此配方。可惜《神农本草经》药材只有五味没有五行归类。《桐君采药录》收有药材五行归类，可惜和《汤液经》一样已经失传，希望以后能够再现。《辅行诀》也只注了 25 种药的五行兼五味。

研究《辅行诀》，顺藤摸瓜，考证遗失之桐君采药录和汤液经法。杨绍伊重建伊尹汤液经，无任何理论或者临床价值。桐君采药录也只找到很少其他古籍引用的几条。辅行诀确实难得，陶弘景继汤液之方法，虽不见全貌却得管窥。这两本遗失的书都成于商代或更早。

欲解经典配方之谜。黄帝内经论治，主以五味五行，伤寒论有方无解，后世无法可宗。后世医者组方解方，罕有利用五味五行的，因为中药五行归属已经失传。最近一瞥被其他典籍稍有引用的失传的汤液经法和桐君采药录，很有启发。希望以后创建中药五行归属复原桐君采药录，一来解开伤寒论组方之谜，二来指导创新中药处方。

为解经典配方之谜，今天推演了 20 个名方。以黄帝内经论治之五味五行法。借鉴《辅行诀》中引用的失传的汤液经法和桐君采药录，很有启发，但是伤寒论药方似乎并不都符合汤液经法图的配方方法。 图

《辅行诀》传承《汤液经》组方法：补时必泻，泻时必补。比如五脏补方用两味补药一味泻药。《伤寒论》传承《汤液经》组方基本都是寒热并用。阴中有阳，阳中有阴的太极理论，是最高智慧和真理：世界是二元一体的。中医是其应用。

研究《辅行诀》理论和配方时，突然想起如何解《道德经》中的德。自古以来有很多解释。辅行诀中有肝德在散，肺德在收，其实德就是功用功能。肝的功用在于疏泄，肺的功用在于收敛。道德经中道是体德是用，也就是道是内在唯一真理，德是道的无穷功用显现。

李东垣著《脾胃论》，是以后天之本为治则的成功代表，他的方子效果挺好，比如说补中益气丸。

彭子益著的《圆运动的古中医学》试图以圆运动一理融贯中医理论和方剂。李可称其为继张仲景之后的又一位医圣。他重用中医气机升降沉浮，确实重要，不过牵强附会多见。

若谈治血，伤寒杂病论中仲师自不缺名方大剂，比如说桃核承气汤，抵挡汤，下瘀血汤，柏叶汤，胶艾汤（后世四物汤之所出）等，王清任发展气血辨证，推出著名的逐瘀汤系列，傅青主专论女人经血，然唐容川在《血证论》中对治血总结和阐述最详。

王清任开中医活血化淤治疗法门之先，他注重依据身体解剖功能建立医学理论，可以称为中国解剖医学之父。他观察瘟疫死亡，埋葬被动物咬开露腹之人和行刑被杀死者内脏，精神可赞，但实不可和现代医学解剖相提并论，有些不伦不类。翻译了他的《医林改错》，却犹豫要不要他的解剖理论。王清任活血化淤方治病疗效甚好，现代医学也特别注重活血化淤，现代人都可以欣然接受，但是专业人士如果读了他不伦不类的解剖理论，就会对他的活血化淤疗法产生怀疑不信。


怪病从痰治，久病从血治。读唐荣川的《血证论》：止血，化瘀血，宁血，补血。


中医门派：扶阳派温病滋阴派，各立门户；百病皆阳万病皆阴，不识阴阳。未得内经辨证施治，以平为期；不明伤寒随证治之，寒热并用。

考证伤寒不治温病之谬论:《伤寒论》来自《汤液经》,
《辅行诀》亦摘自《汤液经》。《辅行诀》录六神大小汤,
大青龙汤、小白虎汤、小朱雀汤、大腾蛇汤,开语就是
"治天行热病",对应《伤寒论》中大青龙汤、白虎汤、
黄连阿胶汤和大承气汤。后世之温病论方,虽有其长,善
用宣发之法治疗郁热,比如说栀子豉汤,逢真热大热,还
需大青龙汤、白虎汤、三黄泻心汤、大承气汤、葛根芩连
汤、茵陈蒿汤等等,有起死回生之力。

我虽是铁杆经方派,以《伤寒杂病论》为宗,辅以《辅行
诀》的脏腑用药,温病派的经典也不可不读,以开阔思
路。读吴又可的《瘟疫论》和吴鞠通的《温病条辨》,以
借鉴他们的思路和用药。

《温热经纬》收叶天士、薛生白、余师愚等温病派著作。余师愚开篇说乾隆瘟疫，用景岳法（非张仲景）治者多死，用吴又可法也不验，一医以大量石膏活人无数！一见瘟疫，医界就先争是温病还是伤寒，然后套用，当然不效。无需争门户，只需辨证，有是症用是药，无不手到擒来。温病多热故多凉药，伤寒多寒故多热药，温病伤寒无需各立门户，医者只须辨清寒热，施以正治即可。


中医没落源于温病派滋阴派盛行而失去了中医之根。现在学生和中医师都不读经典。清末民国中医恽铁樵两个儿子哮喘，用温病派方药，皆豆豉、栀子、桑叶、菊花、杏仁之类，结果都夭折。四子又得哮喘，知其必死，大胆尝试《伤寒论》麻黄汤，三天而愈！他从此笃信经典，成为大师。滋阴派从金元时代金元四大家开始引中医走下坡路，温病派从清朝大行，以致现代中医基本都是滋阴派温病派徒子徒孙，所以中医急转直下。不得已出了扶阳派和火神派，与之对抗。其实回归经典，摸清阴阳，使用经方，随证治之，方是根本正道。中医经典，应宋朝以前的医书，包括唐朝和唐朝以前。

朱震亨（又名朱丹溪）之"阳常有余，阴常不足"创立
了滋阴派，偏离了古中医之正道。"阳常有余"不是他理
解的阳气太过，"阴常不足"也不是他理解的阴血不足。
当从六经辨证看，则三阳常实，三阴常虚。太阳、阳明、
少阳病常是实证，太阴、少阴、厥阴病常是不足。


《伤寒论》三阳经病，入里化热，热病理法方药俱全，辛
凉解表的麻杏石甘汤，气分大热用白虎汤，腑热用承气
汤，湿热用茵陈蒿汤，热入营血用三黄泻心汤，无与伦
比！吴鞠通的《温病条辨》很多就是用《伤寒杂病论》
方。后人若不读《伤寒》只读《温病》，则是走错路了，
误人子弟。

经方治病三五天立起沉疴，时方治病三五月或见其效。中医慢郎中者，为医不通经方之故。中医千年，只有退步，无有进步。为何？上古人神共处，天人合一。古人智慧尚存，后世智慧渐退。黄帝岐伯神农伊尹智慧之人，后世只可仰望！

读火神派，感觉亦有偏颇。不过祝味菊大师温潜之法用到极致，十分娴熟，屡能逆处逢生，妙手回春！

读医案，先看症状描述，思考自己如何治疗，再看大医当时如何取效，继以比较过去治疗类似病人的方案和效果，广开思路，取长补短，学习新法，受益匪浅！

医学是临床科学，精通经典理论是必须的基础，但是实战经验最为可贵，所以常读别人的成功医案，借鉴别人的经验，进一步丰富自己，开拓思维，以更好地为病人解脱痛苦。

医圣张仲景说，伤寒杂病论里的 200 多方掌握了就知道世间疾病治疗的一半以上了！其实有些名医以灵活使用一方而能成就一生，救度病人，或是小柴胡汤，或是桂枝汤，或是四逆辈，方方都是经方，方方都是精方。

医不正其德，走不远；患不养其心，根不除。

以金钱利益为出发点者，永不得医道真谛。

明代裴一中在《言医》中说："学不贯今古，识不通天人，才不近仙，心不近佛者，宁耕田织布取衣食耳，断不可作医以误世"。

电影《神医叶天士》中所说，为同道共勉：医道通于天道，医者有割股之心，而不可有丝毫一己之念。这医术乃济世之术，医者关乎千万人之性命。人命关天，若把医术当成求名求利之术，则无异于盗匪。医术万不可和钱财扯在一起，只有无私无我，医术方可圆融无碍，医道方可为正道。

现今的社会是个以金钱为中心的私欲膨胀的畸形社会，医不以治病救人为出发点，而以经济赚钱为目标，患不知感激不愿付费治病。医患如果都进步一点，世界上的疾痛就会少很多。

医学当以治病救人为目的，然现代医学的运作是谋利的经济模式，虽不应该，但在金钱至上的环境下，从医也不应穷困潦倒。有些病人为几百甚至几十块钱治病而思前想后，宁愿忍受病痛，这种爱钱不爱己的心态，正是其必须战胜的疾病原因。

医术道德：佛家念咒，心若虚空时，任何咒都灵，不在语言；道家画符，以清净心，任何符都验，不在字画。画符念咒，不在那人一言一画是否准确，而在那人心是否净、德是否厚。中医治病亦是如此，医者当首正其心，德不足，道不深。

一医书说，医者培养功德要控制三欲：私欲，食欲，性欲。控制私欲不以自私为中心，控制性欲不见色生心，这都常见。控制食欲，倒是第一次看到专门提出。食色性也，食欲和性欲一样是人之本性，不贪吃不仅健康快乐，而且功德无量。

医者要通晓古今中外。不仅要学知识，还要开智慧；不仅要知传统，还要明了现代科学；不仅博览群书，更要观心养性；不仅要了解身体结构，还要感应心灵，知天文地理，晓人际社会关系；不仅为人治病，亦是自己生活准则。

治病和钱财：医不可以赚钱发财为目标，而当以治病救人为出发点。然而为患者亦然，不可以守财省钱为目标，而当以治病为出发点。为什么佛要求弟子也要向穷人乞食？为让穷人喜舍而种福田，以后不再受穷苦。病人因守财而不愿治病，此心已错，选择了病痛，不仅无法摆脱现在病苦，也将引来更多病痛。

随缘救度和以医牟利：随缘救度者，因有求而帮助，目标在成功帮助病人，使病人获得健康自由，自我救度，不再需要帮助。以医牟利者，则视病人为财源，希望病人一生依赖他们，不得脱钩。

伤寒论说："服药不如方法，纵意违师，不须治之。"就是说不按医生要求服药，违背医嘱，就不要给治疗。这里说中医医患之间相互信任和配合的重要性。

中医治病效如桴鼓，一医友素有 "伤寒不过三" 之家
训，也就是治疗三次，病不减者，则退让高明，切勿贻误
病人。甚是甚是！

医者仁心！经常碰到病人恳求救救她，因为已经尝试了各
种医药而感觉被放弃而绝望。为医被病人委以生死重任，
岂可不尽心尽力。

医疗反腐值得祝贺，中国工程院院士，原北京积水潭医院
院长田伟，因无数亿的财产落网。田伟主持制定《中国腰
椎间盘突出症诊疗指南》，一改全球最权威的《美国骨科
学会诊疗指南》所讲的大部分治与不治都可能萎缩好转，
而吓唬国人不手术就会瘫痪、大小便失禁，图财害命……

# 修心之道

## 识心修心

人生来智慧俱足，含有所有宇宙全息密码。认识自己，认识生命，也就认识了宇宙。内求自己者得道，外求技术者应人接物，圆满人生二者不可缺一。然由道入术者，随手拈来，只乐小术者，难以入道，不得真谛。

人生来本自智慧具足，但是智慧之门，因为自我中心意识而封闭了，一但打开，自是万卷书万里路。此心归到真如海，不向江河作细流。

论身，人身之于浩瀚宇宙，尚不如一菌之于身体；论心，人心之于浩瀚宇宙，其大无外其小无内。然人不识心，画地为牢，作茧自缚，失去自由，不得翱翔。

一点灵性，无限时空。

251

心中自有万卷书，心中自有千里路。踏破铁鞋无觅处，得来全不费功夫。若寻智慧往里看，识此一心是真端。无需跋山又涉水，不用读书破万卷。

山穷水尽疑无路，只因身在此山中。若识此心真面目，柳暗花明又一村。

什么速度可以超光速的？什么可以超越时空？物理学上（爱因斯坦相对论）超光速则能量可以无穷大，超光速则时间可以倒流。意念或者心念是超光速的，霎那间无处不到，又是超越空间的，所以是超越时空的！要学会利用她的能量！

人生来有愚钝有聪明，有贫穷有富裕，貌似无辜，实为过去心力所定。佛教称之为因果业力。所以我曾问什么速度可以超光速，能量无穷大。所以我曾说：为你治好身病，你可受用一生，此生此世；为你治好心病，你可受用无穷，生生世世！

人为什么有愚有智？有贵有贱？有贫有富？有健康有病苦？皆此一心光明有别。此心光明本无区别，区别在于捡垃圾，积污染，一切因果皆记心中。不可逃脱，但可修改，是为修心。

过去未来和当下，佛教称之为三世。当下一念富涵三世：此念之生在当下，是对当下的反应；此念之生是过去的果，因过去习性和思维惯性而起；此念是未来之因，这一念决定未来会如何。如何改运如何改命？从这一念开始。

人之一心，变幻无穷，其大无外，其小无内，能善能恶，能美能丑，能喜能悲。刹那间可达亿万光年之外，所历一切无不记忆，可以创造一切未来。得此一心，神通广大，何不感恩，更有何求？

善用此心，一灯能除千年暗，一智能灭万年愚。

弗吉尼亚大学教授 Bruce Greyson 专业濒临死亡经历的研究，指出所有身体科学都无法解释的现象：很多试验证明，病人大脑坏了以后"心"正常工作！当大脑不能正常工作时，思维心更加活跃，更快更逻辑。如是，则人死亡以后，"心"还可以继续存在，而且濒临死亡的体验都这么说。

为日则能自发光，为月亦可传光芒。日光普照虚空亮，明月当空亦非常。

心为阳为男，身为阴为女。男人整天忙于外，恋而不归。女人整天守于家，望眼欲穿。夫妻虽一念之遥，却似牛郎织女，天地相隔。

五蕴难空：做人真是不容易，四面八方来信息。眼耳鼻舌忙碌碌，心猿意马不停息。

读书万卷不如识此一心，行路万里不如活于当下。

人生有定数，此心之惯性；人生无定数，此心之变通。

忙忙碌碌过百年，天天期盼能清闲。若真清闲又无聊，一样讨厌让人烦。不知全是心作怪，不怨别人不怨天。

若不作茧自缚，如不画地为牢，天高本任鸟飞，海阔自凭鱼跃。

所有痛苦的病根，从个人到社会到人类，就是以自我为中心，私欲的无限膨胀。

心：做事成功在用心，修佛成道在放心。无为却又无不为，用放无别是真心。

阴阳世间无十全，只求一半顺心愿。若能学会全放下，此心便得万全法。

读万卷书是知识，行万里路是经历，参透一心是体悟。

圣人后人和自己：读万卷后人之书，不如知一句圣人之言。知一句圣人之言，不如悟一念自己之心。

观心知生命：欲穷千里目，更上一层楼。欲尽生命理，更入一念心。

读万卷书不如行万里路，行万里路不如参透一心。这就是，踏破铁鞋无觅处，得来全不费功夫。一切尽在汝心中。

每个人的初心，只有自己去发现，虽然别人可以指导方法，但是无法准确告诉别人的初心。然而大方向是一致的，就是解决人性的弱点，使自己接近真善美，违反真善美的思想行为，就是错误方向，痛苦迟早将临。

发现初心的方法，是问心、听心、识心，而不是大脑的知识思维。

读万卷书，不如行万里路；行万里路，不如降服一心。

一念：善恶只在一念间，喜怒只在一念间。成败只在一念间，福祸只在一念间。一生之行，始于一念，一生之成，根于一念。念念呵护，念念善。

夜梦虽假，于其心，与实无别。昼事虽真，于其心，与虚无异。梦幻如真，真如梦幻，尽在此心。此心定，夜梦昼事皆不惊。

一灯能除千年暗，一智能灭万年愚。一食能解宿日饥，一药能起陈年疴。

每天都要问心：有没有任何事情没有做完心中牵挂？必须得到毫不犹豫的回答"没有"。如果有，就问心，现在可不可以放下，要么毫不犹豫说"可以放下"，要么立刻去完成。必让心无牵挂。

家家有本难念经，人人皆有烦心事。念经需要无心念，烦事亦当不烦心。

昼有日光夜有月，饥来饮食倦来眠。若无贪欲挂心头，时时处处得心欢。

## 谈禅论道

宗教有组织和教义之别。加入宗教组织，不等于你就是教义的奉行者，大部分只是加入组织，根本不行教义，甚至根本不懂教义。你当然也可以奉行教义，而不参加任何组织。另外很多人把教义当哲学，这是彻底误解，教义必须身体力行去感受，不是思维理解。原因是思维和语言有极大的局限性，无法表达真实，但是感知宽广多了。这也是科学永远不可能理解生命的原因，因为科学全靠思维语言和逻辑，所以科学和宗教并存。

信仰，不是哲学，也不是宗教，而是生活。当耶稣让你爱你的敌人的时候，你没有爱，你对耶稣没有信仰，虽然你可能是受洗的基督徒。

各种宗教或者修行或者养心，虽然明目不一，方法各异，开悟，与上帝三位一体，天人合一，成佛成仙，初心目标都是为了和于真理。真理是什么呢？真理就是去掉你所有的个人偏见和看法，赤裸裸的没有任何判断。就是你没有吃善恶果，就是不二法门。可惜各教都成了利益组织，不识真理，不通教义根本，教徒们善恶果越吃越多，个人偏见越来越深。

圣人创教，实为传治心之法，然圣人去后，弟子后人鲜有识心者，教义变教条，遂为宗教组织。

人要与灵性一体而不是成为宗教主义。与灵合一，无你无我。宗教主义，你我对立。灵性注重融合体验，宗教注重对立仪式。灵性是升华，宗教是组织。

不懂宗教的人，把宗教当作哲学；不懂中医的人，把中医当作技术。

众生之苦，生老病死，身心煎熬。故佛陀放弃王子之位，求出生死痛苦之道；耶稣现身，以自己的生命，救赎众生罪恶苦难。

人要有信仰，要有彻底完全的信心和信任，否则总会缺乏安全感。

人分分秒秒都在重生，经历细胞的生生死死。人每 7 年焕然一新，但是你还觉得是你自己，当你彻底一新，俗称死亡的时候，你还是觉得是你自己，这是永生世世不变的。

人生貌似仅百年，灵性其实无终点。得失不过尽虚幻，经历却是永了然。为物所转真夫凡，若能转物方神仙。

老子《道德经》开卷声明"道可道，非常道"，其实释迦牟尼也在《金刚经》中声明"若人言如来有所说法，即为谤佛"，异曲同工。为啥？道不可道，法不可说。唯有自己体悟，方知真道真法。智慧之人以手指月，下智者以其手为月。

何为道？真理也；何为佛？实相也。道，可道，非常道；佛，可言，非真佛。唯有体悟，方可得入，别无他法。言语道断，心行处灭。一动语言，便落鬼窟。

大道，日用而不知；佛性，永在而不觉。道法，朴素而简单；佛法，不二亦非一。但凡高大上，皆是虚妄，离道甚远，去佛无边。生活工作，日渐轻松愉快，无为而无不为，是为入道见佛。

道可道非常道。所有能学来的，都不是真道，而是知识。真道不可说，不可思议，只可体悟。

现在歪佛邪道猖狂，洗脑赚钱骗色，比比皆是。一切宣扬不以平常心生活的，都可视为歪佛邪道。成佛成道首先要成人，否则成鬼成魅。

身体就是你的道场，圣殿，教堂。神安体内，不游于外，耳目不染，既是闭关。

道家重命而轻性，天大地大，不如命大；佛家重性而轻命，视身为幻，唯心是真。然为人当性命双修，身心并重，方得健康安乐，自由解脱。

一念向佛，百喜自现；一心归道，万苦不见。修佛悟道，祛病延年；成佛得道，福量无边。

一个人感觉到自己身体越来越舒服，大脑越来越敏锐，做事越来越轻松，即上了正道。

天高海阔，本可飞翔遨游。怎奈作茧自缚，尚不能舒展一身。重重枷锁重千金，染尽红尘。拂去尘埃，打破枷锁，还我快乐本心，轻盈本体，复为鲲鹏展翅翱翔。

人生百年何其短，恰似萤火刹那间。酸甜苦辣皆美味，喜怒哀乐本自然。万般滋味在其间，何须为之生恼烦。来去自由通无滞，便是红尘一佛仙。

身处红尘中，吃喝玩乐，跌打滚爬。心居三界外，自由自在，穿梭翱翔。

扎根自己的生活，在红尘中滚打；放飞自己的心灵，在虚空中翱翔。以污泥为沃土，出污泥而不染，是为神仙智者。

身在红尘滚滚，心出污泥不染。本是一对情侣，相亲相爱共欢。

高山流水，鸟语花香，风拂柳舞，乐音绕梁，书香满第，敢问三十三天王：谁乐？西方极乐也难胜我禅乐如此！

书香、墨香、再加酒香、菜香，食尽人间烟火，享尽佛道自在！

有山有水，见仁见智。无烦无恼，成佛成道。

不喝酒成佛，喝酒成仙。今日为仙。

嫦娥奔月欲为仙，窃食王母灵仙丹。独居寒宫常寂寞，方知人间胜诸天。

后羿射日，独得灵丹，不弃嫦娥；嫦娥奔月，孤守广寒，悔思后羿。长生不如有爱，人间更胜天堂。

《禅心，初心》这本书是日本铃木（Suzuki）禅师到美国传法的禅修讲话纪录。铃木是将禅传入美国及西方最有影响的禅师，他的一位弟子是乔布斯（Steve Jobs）的禅修师父。书写的简单明了，属曹洞宗。 图

《六祖坛经》为禅经之首。通俗易懂，朗朗上口，不可不读。

一友读六祖坛经出一帖："二暑之季读坛经，身心亦觉愈清明。不与人言且展卷，谨敹阴阳勿众谋"。我应之："坛经吾读百余遍，无相无住与无念。修行在此一念间，若不思议真相现"。

早起匆匆去机场，思量何书伴我往。《伤寒论》是医中祖，《六祖坛经》法中王。一路重温六祖语，句句入心破尘荒。不思善来不思恶，不因爱恶生欲望。直指人心莫外求，无念无住亦无相。烦恼菩提本一体，转得刹那是天堂。

过去有烦恼，读读《道德经》就顿时放下。想当初第一次读禅宗《六祖坛经》时就爱不释手，请了一周假，日夜反复不停，读了几十甚至上百遍。第一次读奥修 Osho 的书时，也是立刻请假一周，浸润在无以言喻的喜乐之中阅读。智慧难得。

老庄列尹是道家思想代表。我常读老子，偶读庄子，最近才读尹氏先祖所著《关尹子》。尹喜本是函谷关令，夜观天象，紫气东来，遂迎老子入关，住其观象台，即现在终南山楼观台，老子教徒故留下《道德经》。我的中国文化之路，就是从楼观台寻根开始。读关尹子，对道德经也颇有省发之功，文始真经是关尹子参道德经心得，文体风格也接近。

一气读完《关尹子》。于道，齐老子庄子。于禅，匹金刚坛经。于医，谈精神魂魄。句易理明，直指核心。

重读《圣经》，再历耶稣各种治病神迹。在这些神迹中，耶稣处处强调信心（faith）的作用，而且在一些城市他不显神迹，因为那里的人不信他。不信他的人挑战他以示神迹时，他就说除了过去先知约拿（Jonah）的神迹外，再没有神迹给他们看。耶稣尚不为不信者显神迹，中医亦无需为不信者显奇迹。

佛以王子而出家，以乞食度生。因舍其所有，而成其大有。

这个世界，你要当真，瞬息万变，不留痕迹；你要当假，看得见，摸得着，实实在在。真也？假也？

在意识清醒中死亡，是大修行人最后的关键，借机蜕变升入更高层能量。现代人基本都是在昏迷中死亡，不仅不能与家人说再见，而且能量离散。

死亡是人最深层的恐惧。然而圣贤之教，不仅不惧死亡，而要庆祝死亡。死亡是蜕变升华，而非生命终结。庄子妻死，鼓盆而歌。六祖训徒，为其死而痛苦者，非其徒也。奥修之死，上万徒众尊其所教，奏乐起舞，庆祝死亡。

禅宗尚顿悟，有南能北秀之分。六祖惠能开顿教之门，
"本来无一物，何处染尘埃"；北有神秀以渐修为宗，
"时时勤拂拭，莫让惹尘埃"。无渐修实无顿悟，然不懂
顿悟无法了结。我师父佛源禅师，第一次见我说"你想当
六祖，六祖只有一个，你现在天天进步就是正道"。

佛教又称"不二法门"，不二即是道家之无极状态。六
祖坛经中无相无念无住，既是对佛家不二的阐述，也是对
道家无为的注释。维摩诘经说"能善分别诸法相，于第一
义而不动"，庄子说用心如镜。佛家道家无有区别，真理
唯一。

《六祖坛经》虽是佛教经典，但因六祖的背景，实是一部
融释儒道于一体的经典，虽受印度佛教影响，实为真正的
中国文化，人称祖师禅。所以从六祖以后，禅道大行，诗
书琴画无不透出禅意，没有禅意都不入流。

"我是谁"是个千古名问。身体是我？呼吸心跳消化吸收都不受你控制。心是我？思想一样不受你控制。我是某总裁书记？别人随时取代你。他们都不是你，那你到底是谁？

宋代最有影响力的禅宗大师大慧宗杲，座下有一弟子，勤参苦修一生，不得开悟。一日大慧大师唤他来见，差他千里迢迢去办事，他说自己已老，不胜艰辛。另一在旁弟子说"我与你同去，你只需管好自己吃喝拉撒睡，其他我都帮你"。这苦修一生的弟子突然云开雾散，日光自现！

马祖道一和石头希迁是同时代的禅宗巨匠，相互倾慕，皆为六祖大师再传弟子，是禅门五宗之所出处。一日一弟子从石头处来参拜马祖，告诉马祖说石头讲了马祖的不是。马祖笑说"你背着他的话，千里迢迢跋山涉水，累不累啊？"。

马祖是禅宗最有影响的大师之一，其师怀让是六祖弟子。六祖曾对怀让预言马祖"西天般若多罗谶汝足下出一马驹，踏杀天下人"。马祖打坐，怀让问为什么静坐，马祖说为成佛。怀让说马车不走，是打车呢还是打马？马祖豁然开悟。

蔡志忠是非常有智慧的漫画家，他于少林寺藏经阁出家。他漫画的中国文化系列，非常值得看，在艺术欣赏中，轻松愉快地体会佛道儒的智慧。蔡志忠从小受洗，成长在天主教的家庭，所以对圣经也很熟。

心乃君主之官，神明出焉，统帅三军，君不明则三军乱。亏心愧心，则心受蒙尘，君不明矣。言行必当问心是否蒙尘，此六祖所说"直心是道场"之意。然凡俗之辈总有蒙尘之时，当勤洗涤，令其光明，此神秀"时时勤拂拭，莫使惹尘埃"之意。

禅宗修行讲："言语道断，心形处灭"。言语道断，是什么意思呢？是不是闭口不说话？关键是要你的大脑语言中枢，不要自言自语，让他和你的腿一样听你指挥，说让他休息，他立即彻底休息。今天看到一个有趣的研究数据，一般人平均每分钟自言自语1300字！语言思维是人类左脑独有的一种意识，完全是后天训练而成，是分析理解所必须的。

在浩瀚佛典中，《维摩诘经》言辞之优美，无出其上者，以至于佛在经中说"菩萨有二相。何谓为二。一者 好于杂句文饰之事。二者不畏深义如实能入。若好杂句文饰事者。当知是为新学菩萨"。就是说，有些菩萨因为爱好此经优美文饰而读入！我便如佛所说，甚爱其文辞之美。

慈悲是真心丝毫不求回报，对他人的关爱和善举，同情但不看低。

无所畏惧如狮吼，毁誉不动若须弥。深信坚固似金刚，心行平等同虚空。

烦恼本来即菩提，红尘亦即是佛境。要断红尘赴佛境，此心一生也难定。

世事烦心非因事，好坏尽在此心中。风动旗动或心动？六祖大师早说明。心随事转是凡夫，若能转物即如来。

人生得失须看淡，莫使身心随之转。有得有失皆虚幻，本是租借终须还。

一念之先无极间，起心动念太极见。举手投足两仪判，心起行随万物现。

复饮酒弄风月：借酒弄风月，偷得一时欢。只有修如来，方得此心安。《饮酒弄风月》：人间何其短，一粟沧海间。古来多少事，浮沉自有天。富贵何足道，瞬息成云烟。一介弱女子，权且学诗仙。饮酒弄风月，放下心即安。


千变万化未悟开，心随物转是凡胎。如如不动为见性，心能转物方如来。


眼见万物不留影，耳听八方不存声。心似浮云无所寄，事如春梦了无痕。


自我意识越强时，身边所有东西都会影响你，使你无法成为自我；自我意识消失时，所有一切都影响不了你，成就了无所不含的大我。

当你无我，与宇宙母亲融为一体的时候，整个宇宙全是你的；当你以自我为中心的时候，连你自己也不属于你的。故《道德经》说"以其无私，故能成其大私"。

宇宙母亲高无上，循循善教爱无量。赐我聪明与智慧，为我旅途备行囊。路遇金银与财宝，又逢娇女来伴相。游子莫要迷方向，忘母不识归家乡。

为学日益，为道日损。知识易学，智慧难得。

为学日益，为道日损。才高八斗，学富五车，无益于道，反而为障。唯有体悟方可入道。

上士闻道，勤而行之。

南极仙翁七月邀，青龙来接入庄园。相叙而谈天机事，今日恍然知由原。

吾素慕李白之豁达，铿锵气势。然以酒为乐，打破枷锁，成为酒仙，不若以道为乐，打破枷锁，成为佛仙。今改其《将进酒》共勉。君不见黄河之水天上来，奔流到海不复回。君不见高堂明镜悲白发，朝如青丝暮成雪。人生时刻须尽欢，莫使灵心空对月。天生我材必有用，千金散尽还复来。莺歌燕舞且为乐，会须一乐尽百年。岑夫子，丹丘生。将歌舞，乐莫停。与君歌一曲，请君为我倾耳听。钟鼓馔玉不足贵，但愿长乐不愿停。古来圣贤皆寂寞，惟有悟者留其名。释迦昔坐菩提树，偶望星空顿成佛。主人何为言少钱？径须奏乐对君欢。五花马，千金裘。呼儿将出换禅悦，与尔同销万古愁。

修一切法必求心安，否则尽是邪道。六祖开创祖师禅，烦恼即菩提，生活即修行。然在红尘中，必先尽责，方得心安，得心安，方可转红尘为道场。不尽责而逃避，心不得安，与道无缘。

为什么后来人离道越来越远？越来越不能开悟？因为思维越来越多，节奏越来越快，大脑没有间隙，无法洞见真理。学智慧必学古人。

历代修行之法，要先断欲望。然几人能断欲望？为什么生生世世修而不成？因欲望不断。欲望何来？欲望是因内心空虚，若填实其心，欲望自退，何需强断？心静欲断，欲断心静，何为因何为果？

道家《清静经》说"人能常清静，天地悉皆归"。佛家则以戒定慧为本。为什么清静入定这么难呢？有情志的原因：七情六欲所牵，过去各种负面情绪没有清理释放。有身体的原因：心火炽盛，肝气上冲，神必上浮。肾气不固，神必无根不能沉。修行之人，当先调理身心，以资大道。修行有无所求心，则不会走偏路。

很多人爱谈王阳明知行合一的心学。王阳明一般认为是儒家，其实其心学是佛道儒合一的产物。但是知易行难？为何？知是在意识层次，行 90%以上是潜意识层次，就是本性难改。潜意识为了保护我们自己，设了层层堡垒，给人带上重重枷锁，只有借爱之力，有效地融化改变潜意识习性。为什么佛说众生都在梦游？无明不破，潜意识的习性不破，正是此因。

《道德经》说：“为学日益，为道日损”，指出修道和学习的区别。修道不是学知识，而是体悟真理，修道的体悟，不是知识而是智慧。但是为学和为道，又不是对立的，为学领你上为道之路，为道使为学事半功倍。你如果觉得自己学不进去，静心修道，会打开你大脑的无限空间。

《心经》说："以无所得故，菩提萨埵"。意思是以无所得心，方能证无上菩提。成佛实无所得，有得实未成佛。不仅修佛修道如此，生活中的一切压力，无不因为得失心。无得无失，压力何来？欲得而怕失，恐惧痛苦即生。故《心经》又说："无挂碍故，无有恐怖"。

真人修炼有文有武。武以生火，文以济水。水火既济，则心肾相交，阴平阳秘。动为武，静为文，急为武，缓为文。今人知武而不习文，火气生怒气冲，阳散阴灼。

解读《西游记》：孙悟空，即人心，又称心猿，千变万化无所不能，然此心必治，方成正果。金箍棒，即人之阳器，能伸能缩能大能小，所向披靡。在水定海，阴阳相欢。所有妖魔尽怕此金箍棒，阳气足，邪不可干。孙悟空得金箍棒方天下无敌，心肾相交。

所有欲采天地之气，盗万物之精者，皆非大道。善则小术，恶则入魔。上善若水，流水不腐，宇宙能量之于人，当来去自由，通达无滞，岂可自私，强为己有，而望成道？

修行证道非学问，为学日益为道损。书上得来终非是，绝知此事唯躬行。

若真修道人，不见世间过。见别人一分过错，增自己一分烦恼。

观自在他本自在，不需求来不需拜。一切有求皆不得，臣服忘我方自在。

修佛修道修上帝，没有臣服尽自欺。只在增强你我见，背道而驰失真理。

五戒淫最难，男女爱交欢。淫自是本性，为物种繁衍。和尚常破戒，天主多丑闻。身心随之病，福报因之减。若能守此戒，刹那即超凡。事事多顺心，身心得康健。

人生孰能无邪念，光天化日忏悔完。山穷水尽疑无路，柳暗花明一村现。

忏悔：忏者，忏其前愆。从前所有恶业，悉皆尽忏，永不复起。悔者，悔其后过。从今以后，所有恶业，今已觉悟，悉皆永断，更不复作。故称忏悔。写出所有恶业，对太阳读诵忏悔，让光明照彻黑暗。

上帝造人，伊甸园中药食一切具足。人本一元，不分善恶美丑故不死，受蟒蛇诱惑，吃善恶果，生分别心，为二元论，故痛苦油然而生，被赶出伊甸园，出生入死。可惜大部分人都读不懂这创世纪里最关键的一段，不得根本。

我们本来就和上帝同在，只因吃了善恶果，出了分别心，使自己和上帝对立了。吐出善恶果，就回到上帝身边了。

无所不能的上帝只有一个，尽宇宙都是他的子民，没有什么上帝近代才传到某个国度，只是上帝根据当地文化民俗，以不同的形式，不同的方法教化子民，故形成不同宗教。

神有不同的名，不同的形，因其本无名，本无形，无处不在，无时不在，随其地域风俗文化而现身化名，教化自以为是的顽固众生。

基督教与佛教的根本一致性：圣经亚当夏娃因吃了善恶果，而成为罪人，被逐出伊甸园，所以只有不分别善恶，方是无罪之人，重回伊甸园。佛教又称不二法门，即是无分别心，方可成佛。六祖开示四品将军说："不思善，不思恶"，正是此意。

# 幸福之道

## 人生智慧

有个病人说能不能问我一个很大的问题？我答：说说看有多大？她说：人生的意义是什么？我很高兴她思考这个问题。你说人生的意义是什么呢？

人生不是要赢什么，因为没有什么可赢。人生是一段旅程，一段值得尽享的旅程。

人生是体验和成长，没有输赢，只有是否成长进步。不是和别人比，而是和自己比。自己能够不停地战胜面临的困难和挑战，就是、也才是丰富成功的一生。

人存在于这个世界的意义：1. 对自己有价值，能够不断学习完善自己，主要是心性的成长；2. 对他人有价值，能够帮助别人，帮助其他人学习完善。如果一个人失去了以上两个存在的价值，世界就不再需要他的存在了。

这世界就是一所大学，我们来这里学习成长心性。物质和人际是学习训练的工具，让人体验爱与恨，快乐与痛苦等。进一步透过现象看本质，实现真善美的升华。每一个新的挑战，都是一次升华的机会。工具是暂时的，心性成长是长久的。

人生没有任何白走的无用路，每一步都是宝贵的体验，无论痛苦还是欢乐、成功或者失败，都在向你昭示生命真理、指引成长之路。只要坦然面对、成长心性，便是丰富多彩、圆满成功。

一个人的祸福成败，最终不是自己或者他人的判断，而是宇宙母亲的裁决，你是否符合宇宙的目的，是否对宇宙有贡献。

一个人的人生目标，不以自私自利为出发点，却利益众生，服务宇宙母亲，必得天助，成功健康幸福并得！自私自利得痛苦折磨。

死亡以后，最后的审判：问第一人说你最羡慕狗狗，天天乐呵呵吃穿不愁？满足你意愿，来生为狗；问第二人说你的肝呢？切了！你不爱你肝，待之不慈，来生继续受苦学习，直到会爱肝；问第三人说你守身如玉，爱心充满，升入天堂，尽享天爱！

百年人生不过昙花一现，痛苦快乐尽是迅雷闪电。丰功伟绩亦为浮云虚幻，心灵影响方可百世流传。

人生的终极目标是积累能量，可惜都错把积累财富当作积累能量。财富是赖以资生的手段，不可或缺，连虚云大师都说不住小庙，便是此意。然多反为其累，错把手段当目标。引仓央嘉措非情诗的一句话，"这佛光闪闪的高原，三步两步便是天堂，却仍有那么多人，因心事过重，而走不动。"。

有多少人实现了一个又一个的人生目标，本来以为下一个目标实现了，自己就快乐了，但是实现以后，快乐不过是短暂的刹那间或者根本没有快乐？而是一直在痛苦压力中挣扎？为什么呢？因为你的人生目标是恐惧驱动的。真正快乐的成功是爱（或称爱好）驱动的目标！恐惧驱动永远在压力和恐惧中，无法快乐！

每个人都希望快乐，并以快乐为目标，可惜因为错误的信念和理解，而迷失了方向，成为追求金钱、权利和性欲，因此常沉苦海，踏破铁鞋无觅处。

人活一生，终有一死。积财万亿，终需放弃。唯有精神，方可永存。精神安康，百世尽享。

人本形神一体。神源于天，形来自地。人死，形神分裂，神去而存，形在而死。一生为神积攒的资粮，同神而存；一生为形积攒的物质，同形而弃。

唯物主义是很低级的认知，物质崇拜是很庸俗的生活。唯物主义物质崇拜，不仅低级庸俗，它让人一生的时间和精力，浪费到不能永恒的东西，造成极大痛苦，却迷失了成就自己快乐永恒的机会。

纵观历史，君臣将相早被遗忘，何况技术工匠，现代技术今天更看不起昨天。唯有大思想家、悟天人之道、留真理之言者，影响深远，永垂不朽。因为真理超越时空，永不过时。

人生最终总要离开这个地方，活一百年和一千年并无差别，大部分人活 30-40 年都已经觉得无聊了，只是为了活而活着。你如果对别人、对人性、对世界有价值，对生活充满爱好和好奇以及欢乐，一百年胜于无聊痛苦的一千年。

人的生命是极其脆弱短暂的，只在一呼一吸之间；人的烦恼是极其痛苦无穷的，却在一念一想之间。既知生命短暂脆弱，又何必用痛苦折磨？转烦恼为菩提，化痛苦为快乐，方不负短暂此生。

每人来到这个世界，都带着计划，但是沿途的风景和诱惑，使自己逐渐忘记初心，偏离轨道，失去目标。被迷惑的意识头脑，与尚知方向的潜意识之心，形成二马分尸，造成身心痛苦。需要指导发现初心和生命目标，实现意识和潜意识的和谐，才能快乐充实。

每个人的存在，都有他特别的意义价值和目的，但大部分都迷失了，需要发现自我。他们不知道自己该做什么，而希望自己活成其他人，做其他人做的事，或者为其他人而活，做着其他人要他做的事。自我发现，需要回归自己的内心世界，发现初心。

这个世界最无情的定律就是有得必有失。你愿意得什么？又愿意失什么呢？这个问题需要明白。

世事艰涩，九九八十一难，磨练意志；心境坦然，六六三十六计，增长智慧。

论才高，难胜东坡；说坎坷，难比苏轼。洞宾虽有才，屡试不中，南柯一梦成仙；钟离为将军，吐蕃一战，全军覆没悟道。若无挑战非人生，历练成长在其中。

我们都对生活充满要求，对未来的不确定性恐惧担忧。却不理解生活对我们有什么要求。其实生活就是给我们一个又一个的任务和挑战，要求我们完成任务，通过挑战，而实现自我。明白了这个道理，还有什么不确定需要担心害怕的呢？

人之一生，历经千辛万苦，经受生老病死，若不修成正果，甚是可惜。何为正果？心性之纯洁光明。

真理永远掌握在少数人手中，因为多数人一生忙着追赶潮流。真理是永远不变的，潮流是日新月异的。真理是沉淀出来的，不是弄潮出来的。

最大的创造莫过于人，最大的创造者莫过于女人。

女人最大的财富和创造，就是子女。为什么？唯有生儿育女，才能使巨大的母爱发出光芒，亲身体会到无私奉献的幸福，成为成熟的女性，走出完美的人生。

生命是首歌，生命是曲舞，你应该随之歌唱随之起舞。那才叫生活，否则叫生存。

我们的生活本该由爱引领，却常被恐惧驱使。你若能将恐惧化为爱，你便完成了生命的使命。

前生后世：着眼现在，行真善美，此事唯真，何虑过去未来。

自己和宇宙的关系是灵性关系 spiritual，自己和别人的关系是社交关系 social，自己和自己的关系是自我关系 self。每个人需要解决这三种关系。完美的关系应该自爱，爱他和爱宇宙母亲。比如说自我关系，可能每个人都觉得自爱，其实很少人自爱，只是自私奴役自己身心。爱自己和爱宇宙母亲，只要树立正念，相对容易做到。而爱他，也就是爱别人，最难，因为有对立竞争性。

吾本宇宙一微尘，宇宙母亲赋我神。幻觉自我为中心，见了枝叶忘了本。

地球很有规律地每 26 秒钟脉动一次，科学家不得其解。这是万物规律，灵体都在呼吸，整个宇宙也是在有规律的呼吸脉动。

吾生天地间，得天之灵，地之躯，有天地佑护，顶天立地。

圣人之所以成为圣人，是因为他们认识了自己，通过认识自己，而洞悉了宇宙真理。

因果：物理学作用力与反作用力，是宇宙能量作用之不易定律。人的一举一动，一想一念无不是能量，必然产生反作用力。大家都明白恶行会遭到对方反击和反抗，但常以为恶念恶心对方不知。其实不然，起心动念就是能量作用，对方之潜意识保护能量，必产生反作用。无论对方意识层次有无知觉，下意识和潜意识清清楚楚。善行善举善念予人，必获善行善举善念之报，反之亦然，能量反作用力之故。积善之家必有余庆，亦是此理。

我们所在的世界，是一个阴阳既对立又统一的世界，但是大家看到的和感觉到的都是对立，这是大脑思维框架的局限，必须对立，才能分析。既然对立，便生好坏，故有偏爱和厌恶，痛苦因此而起。学会看到统一，痛苦烦恼可退。

基本所有人都认为，这个世界应该是在进步的，对生命的认知也是在进步的。其实不然。聪明有加，智慧渐退，世界和人类都是离根本越来越远。物理学上有熵增定律，随着时间的推移，宇宙和世界越来越混乱，越来越无序，离根本越来越远。

物之于人，从来都是借用，人误以为拥有，得之不知满足感恩，失之更是痛苦愤怒。认为世界是自己的，岂不知蟑螂老鼠都认为世界是他们的。

很多人不会独处，害怕独处，其实独处是最平静优美的，因为你的烦恼都是和别人共处时产生的。

一生听起来很长，过起来很短。遇事总觉得很大，过去了很小。故要珍惜分分秒秒，却需看淡得得失失。

我们每个人来到这个世界，都是带着契约而来。生命的每一步，都是在履行契约。高山、平原、低谷尽是一体，无法分割，没有低谷何见高山平原？到了低谷，高山岂远？既有契约，生命必不负我，何需愁烦？

高山流水，美丽景致之必须。起起落落，丰富人生之必然。

世间阴阳各参半，既有苦闷也有甜。无人能得一帆顺，波浪起伏总相间。

凡事莫强求，随缘方是真。有缘千里见，无缘不相识。坦然四季变换，静观世态变迁。不过缘起缘落，得失本来虚幻。

身心健康是幸福快乐的唯一源泉，是无价之宝。钱财买不到，地位换不到，权力达不到。看看自己功名利禄的成功，哪个给你带来过持久的幸福感？却常常因为追求虚幻的幸福，而丧失了真正的幸福，形成了病痛之苦。

身心健康的人不会缺钱，因为此人有聪明和智慧。有钱的人不一定有身心健康，因为多是聪明无智慧。本末不可倒置。

学富五车，才高八斗，不如识此一心；识此心，则智慧生，才学自高；家财万贯，富可敌国，不如强此身心，强身心，则事业成，财富自生。

病时方知健康尊，抱朴守一方是真。人若无为无不为，出世入世似游刃。

在治疗很多危症、重症、怪病和疑难杂症病人的过程中，频见病痛之苦。当你病痛难忍之时，所有的财产、权力、地位、功名、人际都毫无用处，而正是这些无用之物造成病痛。起居有常、饮食有节、恬淡虚无，方是生命之正道。

钱是生存所必需，是生存手段，人第一不能为生存而担忧，必须实现经济自由。但是基本所有人都把内心的空虚，错认为是物质财富的不足，把生存手段当成了生存目的，成为无尽的贪婪。人为财死，鸟为食亡，永不快乐。

我们存在的外在世界，是个物质世界，不可不与人、事、物打交道，故当享受物质生活，于物质世界游刃有余。我们存在的内心世界，是个没有时空，不受物质限制的心灵世界，故当享受心灵的无拘无束，于心灵世界清静无染。此即大隐隐于市。

笑看天下忙忙碌碌，只为无用之财。笑看人生你死我活，实为自讨苦吃。笑看人类知天知地，就是不知自己。

人为财死鸟食亡，内卷鼠赛无不伤。高等动物高何处？识得不当为鸟鼠。此即凌空一点智，万夫难得一人悟。

衣食住行是立身之本。然而这个忧字，却经常是脱离物质的。常有病人拥有几百万美元，甚至几千万美元，还会说如果没有工作如何养家？让他们想一想时，恍然大悟，物质不是问题。

《圣经》说："你们看天上的飞鸟，它们不种，不收，也不在仓里积存粮食，你们的天父尚且养活它们，难道你们还不如飞鸟贵重吗？"再看那些鸟儿一大早就莺歌燕舞。人更何必忧虑？何不欢欣鼓舞？

富可敌国，不过一日三餐，山珍海味，反成疾病之源。一国之首，不过一床而蜷，树敌千万，反而无法安眠。

一切来自于物质的快乐，都会有等量的痛苦，物质乃阴阳相抱，祸福相依；一切来自心性的愉悦，化一切痛苦，心性是纯阳之体，无极之源。

钱财与欢乐：芸芸众生真无奈，只为囊中多钱财。本想钱财即欢乐，岂知欢乐非钱财。

亿万钱财难买快乐一心，万般聪明不抵灵光一智。

任何否认现代科学带来的物质丰富都是错误的，任何说法现代科学带来人性的进步也是错误的；任何说没钱幸福快乐，基本上是错误的，但是任何说钱越多越快乐是绝对错误的，看看亚马逊的贝索斯，微软的盖茨和泰斯拉的马斯克就知道了。当你的钱财使你吃穿用度不愁的时候，金钱物质能够带来的快乐已经到顶了，从此只有心态的提升能够带来更多的快乐。

能够放下功利，做自己喜欢的事，是很难的。能够接受暂时的低落，为了将来的成功，也是不容易的。

人的一生除了学习自己工作领域的知识以外，有几本必读的书:《六祖坛经》,《道德经》,《易经》,《圣经》,《黄帝内经》。读书万卷不如参透一经。

中国文化阴阳二字道尽天机。有得必有失，有苦才有乐。祸兮福之所倚，福兮祸之所伏。塞翁失马，焉知非福？人之视野是极其短小的，自以为不顺利，可能正为你最好的下一步做准备，何必纠结？

《易经》，易者，变也。这世界唯一不变的，就是永远的变化。否极泰来，泰极否生，福祸相倚，沉浮万千。故君子处之淡然。

以易入百术，术术皆通；以道御诸法，法法皆灵。

善学者，学其思路，举一反三。善行者，思路清晰，步步为营。

人到地球百年游，租房租车要糊口。更演一场百年戏，酸甜苦辣在里头。

吃喝拉撒睡大觉，人生其他都次要。

吃喝拉撒睡，立身之本，事之大，莫过于此；功名利禄权，身外之物，像之假，不过浮云。

生活艰难，对每个人都是如此！不要责怪生活，因为这都是你自己的选择和决定，而是要从中学习。不要羡慕别人，因为他们也有各自的挑战和困难。

人生皆有不如意，富贵贫贱俱煎熬。东坡之才受流放，太白长醉不愿醒。权贵一朝阶下囚，商鞅五马把尸分。再富亦不过三代，贪婪却又怕有失。贫贱自不用多说，举步维艰度日难。还有生老病死苦，何时有人逃脱过？一朝醒悟看得真，世事不过皆烟云。

一年三百六十日，只有十二月圆时。月圆月缺本自然，人生又何望十全？

人人有本难念经，上至皇帝下至僧。世世波折九道弯，生生要过八一难！

人说人生风雨连，我见阳光真灿烂。人说生活多挑战，我见一马行平川。即便风雨和挑战，有人喜欢有人嫌。心能转物方如来，痛苦皆因被物转。

人生百年，快乐莫过于童年。天真无邪，玩耍中学习识见。年岁增长，压力痛苦亦相伴。父母相卷，孩提遭殃失童年。

上士无架不生气；中士吵架不生气；下士吵架气死自己。你属于哪个层次？

自己的生活，只有靠自己活出精彩，任何别人的直接帮助，只能是零星的暂时的，别人的点化，也必须自己身体力行，才能于己受益。祝你既有贵人点化相助，又活出精彩!

有本事的两种人，一是可以改变自己世界的人，随心所欲，逢山开路，遇水架桥；二是可以适应自己世界的人，游刃有余，如入无人之境。最苦的就是，整天跟自己过不去的那些人，看啥都不顺眼，整天抱怨。

如果你照顾好这个世界，世界就会照顾好你。

如果你总是匆匆忙忙地生活，就会很快到达人生的终点；如果你放慢脚步尽享生活，就会慢慢地抵达人生的终点。

在浩瀚的宇宙中，自己和任何人的关系都不是偶然的，即便偶遇，都是极其难得的。每个人在我们生命中的出现，都是人生成长的机遇，不管表面是正面的还是负面的，负面的另一面，一定是正面的。珍惜与每个人的因缘，成长自己的心性。负面的人，也是来成就自己的。

昨天已是历史，明天尚未可知，而今天是份实实在在的礼物。这就是为什么它被称为"现在"。

过去污染现在未来：人生不过一瞬间，事来事往不间断。过去如果不放开，现在未来被污染。

重要的是未来，但人们总是热衷于过去不放。

书香，酒香，墨香，有山，有水，有爱。尚有何求？

儿孙自有儿孙福，不需父母来支付。昔有司马光家训，道尽人事和天嘱。积金以遗为子孙，子孙未必能守护。积书以遗为子孙，子孙未必能读书。不如积德冥冥中，以为子孙长久福。做人生活和幸福，以身作则为父母。

五戒淫最难，万恶淫为首。淫行失精，盗取男女脑髓脊髓身心寿命。淫行快感，损去本有功名利禄子孙福报。戒淫不仅可以防治疾病，而且可以扭转运势，成就功名富贵。从现在开始戒淫，观察自己身心运势的变化。还应该对过去淫行淫念忏悔，忏悔过去，永不再犯。

戒淫关键在于戒邪淫。与他人之妻，他人之夫，与自己夫妻之外的男女之淫，是为邪淫，包括肉体之淫和臆想之淫。名正言顺的夫妻之淫不是邪淫，然而夫妻过度之淫，同样损伤身心，与福德亦有所障。

真理不在书卷中，纸上得来非实情。绝知此事要躬行，观察体悟思言行。体悟得之亦需用，实践方能验真情。万般想法皆为零，终究不如付一行。

人无信仰，如脱根之木，随浪漂泊，沉于苦海。真得信仰，则如树生根，受阳光雨露，枝繁叶茂，挺拔秀丽。

我们每个人都希望实现自己的目标，却不知无所不能的神，无所不知的宇宙母亲，她才知道什么是对你最好的。就像小孩子想要的，妈妈知道有的好有的不好，故时而满足时而拒绝，但都是对孩子的挚爱。一切的发生都是宇宙母亲的旨意，都是最好的，都让你回归生命，回归自己忘却的初心，回归宇宙母亲。

人生没有失败，只是说那不适合你，而且有更适合你的。

顺利是宇宙母亲慈悲给我的奖赏，挑战是宇宙母亲慈悲对我的训练。

得意失意：人生三万六千天，得意之时可尽欢。失意却是大恩典，重大成长在其间。

我的一切所有都是宇宙母亲（或称上帝）所恩赐，我的一切智慧和能力，都是宇宙母亲的智慧能力，我的一切所为，不过是宇宙母亲通过我的示现。我是宇宙母亲的一元，经历感受宇宙母亲的爱，示现表达宇宙母亲的爱。

我们不知道未来会如何，但是生命会为我们优化每一步，让它成为最适合我们的。所以，不要担心，要享受当下。

当你以自我为中心的时候，你是极其渺小的，尽宇宙都和你对立。当你无我和宇宙一体的时候，你是无比伟大的，尽宇宙都是你自己。

过去的已经过去，不再耳闻，不再目睹，宇宙母亲已经前行，你何必拖着后腿纠缠过去？

梦境虽好，醒来尚要面对现实；现实虽难，战胜方知潜力无限。

一病人说自己进退两难，我说人生只有一条路，就是进！人生有挑战是必然的，碰到挑战，只有直面超越这一条路。

万物皆有时，春来花自开。

祈求和祈祷的秘密：基本所有的人都曾祈求佛菩萨、神仙、上帝或者其他神的保佑。但是鲜有人知祈祷的秘密。祈祷不当纯以自私为目的，而要在满足自己希望的条件下，以惠他利人作为最终目的。你下次试试看这区别。

人生百年，在无尽的时空中，难称一粒尘埃，不如昙花一现，又有何值得计较呢？又为谁计较呢？

我们看到的事物，不是他们的本相，而是我们对他们的反射。我们见到的不是真理，只是我们自己的视角。

人对当下事情的理解和感受不是客观的，而是主观的，是在这个人过去的经历基础上的理解和感受，戴着有色眼镜看世界，称世界观。过去的理解有很多错误，要正确客观认识世界，就是要摆脱过去对当下的影响。这是认识真理的唯一方法！一旦去掉有色眼镜，真理自然现前。所以佛家说人的一生活在梦幻之中，因为从来没有见到真实真理。

很多人"知识渊博"，却对自己一无所知：不知道自己
是谁，不知道为什么来这里，不知道什么对自己好。所做
所想所要，是别人告诉他的，或者看着别人有的。学一切
知识易如反掌，认识自己比登天还难，因为认识自己就是
登天。

每个人一生的经历和感受，都是绝无仅有的，都有自己的
快乐和痛苦、高峰和低谷。没必要羡慕任何其他人的一
生，因你不知道他们的痛苦。如要把你自己活成其他人，
不仅无故增加太多不必要的痛苦，而且违背来此的初衷、
不能成功自己，不能成长自己。

外求容易内观难，识人容易自知难。知识容易常识难，博
学容易智慧难。

人们面临的最大问题之一是没有信任。不信任他人，不信
任未来，不信任自己。因此，试图去控制，控制他人，控
制未来，控制自己。正是这些控制欲，造成痛苦和折磨。

人们忙于对一个又一个目标的追求，忍受着过程的痛苦，所以快乐一时痛苦一生。如果你看轻目标，享受过程，你的生命顿生光芒！

快乐不是你到达了目的地，而是你旅行的过程和生活的经历。

真正影响一个人成长的是过程，而不是结果。然而人们都在追求结果，而不去享受过程，于是成长的机会变成一生的压力和挣扎。

人能每日常感恩，身康体健病不存。人能每日常感恩，心悦神清不凡人。人能每日常感恩，人际社交皆圆润。

要珍惜生命，尽享人生，但也不要惧怕死亡。死亡并不是生命的终结，而是破茧成蝶，是生命的升华，是生命以更高级方式的延续。因为生命而失去的人，也都是还会再见的。

一位癌症病人，进入深度精神境界，问以后会不会有治愈癌症的办法，被告知说这无关紧要，人总有一死。人最终以各种各样的方式死亡，死亡并不是结束，只是生命中的一步。她从此再无焦虑，成为快乐新人。

人有命运否？答曰有。何为命运？天地人共同形成的环境就是命运，是天时、地利、人和的总和。命运可变否？答曰可变。如何改变？答曰人有自由意志，天时难变，地利易改，人和全在自己努力。尽人事听天命，即是此意。

命运有没有？有！命运是什么？是天时、地利、人和的统一整体。命运可以控制不？不能！命运可以影响不？能！如何影响命运？就在你一思一念、一言一行之间！

命是人生根基，运是阳光雨露。天雨虽大，不润无根之草；草虽根深，不逢时雨难荣。人有冲天之志，无运不能自通。日有东升西落，月有晦朔圆缺。运随天时而变，有顺风有逆水，否极泰来，泰极否生。跌宕起伏，人生本然。不因顺而得意忘形，不因逆而心灰意冷。

不存在十全十美的人生。道德经说：祸兮福之所倚；福兮祸之所伏。算命的四柱八字，也体现得淋漓尽致：官运和工作运高峰时，可能多灾病，官运和工作运低谷时，反而是治病健康的好时机。盼到老公财运来时，小三小九也跟着来。所以运运都是好运，看你怎么用成十全十美。

人生各有命，上下限已定。忧恐落低谷，坦然达峰顶。若要改此命，唯有修善行。爱心加善行，能变万世境。

知命不顺时，忍辱负重成就心性；时来运转时，随心所欲成就大业。

人多行大善，广修无私，其相改，其命变，其运转，天地正气归之，是为广重福田。

要改命，看《了凡四训》。袁了凡行善，改变自己命运，增福添寿。《了凡四训》教你清除过去不良因果!

诚心忏悔的人不仅可以观察到身心健康的改善，也会清楚感觉到运气越来越顺利。忏悔对命运有改变性的作用，因为束缚你的能量被释放了。把所有恶行和邪念写下来，在光天化日之下，对着太阳读诵忏悔。

## 宇宙母亲

宇宙母亲是唯一的超能量存在，其大无外，其小无内。是确确实实的存在，我们看得见摸得着，又是创造这一切存在之源。是自然，是超自然，是老天爷，是上帝，是佛，是道，是宇宙，是宇宙之母。是唯一的存在，是唯一的超存在。

我们是宇宙母亲所生所养，母子一体，永不分离，一切所需一应俱全，包括饮食药物，完全自然自足。

我永远是宇宙母亲之子，与宇宙母亲一体，生我养我爱我护我，为我提供一切俱足。人天一体，崇尚自然，母爱其子，子爱其母，母子一体，永不相离。每天都是在母亲之怀抱，安全俱足有爱。

幸福之道，与宇宙母亲一体，实现健康、幸福、成功。以健康幸福为中心，兼成功素质的导向，事业成功自然水到渠成。与社会所教之法截然不同，以事业成功为中心，牺牲健康和幸福，本末倒置。

宇宙母亲对人之爱无微不至：生命所需最宝贵的阳光、空气、水、食物和药物，都自然存在，无所不备。宇宙母亲甚至把维系生命最关键的呼吸、心跳、消化吸收等功能彻底自动化，因她深知如果留给人自己控制，没有人能够活下来！人不知感恩，却整天怨恨为什么整个宇宙不属己有。

我们拥有的一切，包括我们的生命，都是宇宙母亲无私的恩赐。

宇宙母亲知其子，万事万物即时赐。诸事各自有其时，庸人担忧实扰自。

我的一切所有都是宇宙母亲所恩赐，我的一切智慧和能力都是宇宙母亲的智慧能力，我的一切所为不过是宇宙母亲通过我的示现。我是宇宙母亲的一元，经历感受宇宙母亲的爱，示现表达宇宙母亲的爱。

宇宙母亲的力量是无比的。顺之者昌，逆之者亡。

为什么自私自利制造痛苦？而利益众生，服务宇宙母亲，得成功健康幸福呢？人与宇宙本自一体，皆有得宇宙智慧之能。然以自我为中心，则和宇宙众生对立，自我画地为牢，思维切断智慧来源。为道日损即是此意，消损自我意识。

人生遇到所有的困难都是宇宙母亲给你的挑战。当你百思不得其解的时候，向宇宙母亲请求指点，静心聆听，在她的指导下走出困境。

宇宙母亲为我们每个人都提供生存和成长所需的一切，成败顺逆酸甜苦辣，不过是成长过程的丰富多彩，何须太在意，更无需忧虑。

我本宇宙之子，备受母亲爱抚。衣食住行具足，只需自己用度。本当无忧无虑，却因贪欲而苦。世事只当尽力，成败母亲作主。一病人，没有自信，担心恐惧工作。我说你精力精神都耗在担心和恐惧上面了，哪里还有能量干好事情。嘱其好好做爱心冥想，尽人事听天命，恐惧自退，能量自足，工作自好。

宇宙母亲性慈悲，主宰一切皆完美。所有挑战她安排，慈悲为你长智慧。成败得失由她赐，借用最终还收回。善恶奖惩她审判，劝你回归别违背。

宇宙母亲高无上，唯一神力统四方。人与万物皆她创，自然药食愈百伤。

一切自然，心态自然，疗法自然，因为自然是宇宙母亲对万物之爱形成的，不是人之私欲产生的。道法自然，吾法宇宙母亲。

一切尽是刚刚好，没有多余没有少。过去现在和未来，早已注定无烦恼。宇宙母亲无上力，吾本一体未分离。只需信心和臣服，一切从此无忧虑。

斯坦福大学教授 40 年的研究结论：人是没有自由意志的！任何事情都是因宇宙母亲而发生。没有宇宙母亲的意志，任何事情都不会发生。不要骄傲，一切荣耀归于宇宙母亲，不要自责，一切发生都是宇宙母亲的计划。你不能控制自己出生到哪里，也不能控制一生都遇到哪些人，什么事情会发生，甚至不能控制自己的呼吸和心跳。放下一切控制，做应该做的事，信任宇宙母亲带你走入她的未来，也是你的未来。

时间空间环境都不是自己掌控的，比如说地球不停地旋转决定你的空间位置，虽然自以为自己不变。时间更不属于你管，就连自己的心跳呼吸尚不由你。自己掌控的东西基本为 0！成败皆是宇宙最优化的结果，彻底放下得失，唯尽自己之力，让宇宙母亲带你到最适合你的状态。

无论何事发生，皆因其应当发生；无论何事未现，皆因其不当出现。世间万事皆有时，宇宙母亲尽安排。

因为你自己个人而发生的 "坏事"，基本是零，所以不要责怪自己；因为你自己个人所发生的 "好事"，也基本是零，所以不要骄傲自己；一切的发生都是源于宇宙母亲，一切荣耀归于宇宙母亲。

我们每个人的视野是很有限的，我们想要的并不一定是对我们最好的，宇宙母亲出于对我们无私的爱，总是给我们最好的。就像小孩子想要的，妈妈知道有的好，有的不好，故时而满足，时而拒绝，但都是对孩子的挚爱。每个人的得失都是对这个人当时最好的结果。

身心健康的人，醒来就对新的一天充满期待，但是很多人醒来就对新的一天充满讨厌和恐惧。把自己彻底交给宇宙母亲，完全信任宇宙母亲会带你走进美好的未来，包括指引你医心医身之路，新的一天带来新的体验和成长。

宇宙母亲最清楚你的实力，每个挑战都是你可以承受可以战胜的，但是你的心态决定成败。担心害怕逃避就失败，沉着冷静尽力就成功。

世界上最大的谦虚是把自己所有的一切，包括生命，及一切成功，归功于宇宙母亲，天父地母，又叫上帝，并心怀感恩。若能如此，眼下即是天堂。

我之一切成功和荣耀归属宇宙母亲：我时时刻刻安乐于宇宙母亲的怀抱，呼吸着宇宙母亲的能量，吸吮着宇宙母亲的乳汁，接收着宇宙母亲的智慧，行使着宇宙母亲的使命。

我被宇宙母亲所爱；我爱宇宙母亲以及周围的人和事，并充满感激；我对未来和宇宙母亲充满信心、信任和希望；我是安全的，很满足，接受现在，放下过去；我原谅每个人，也被每个人原谅；我充满欢乐和幸福；我的生命有价值和意义。

臣服于宇宙母亲就是彻底接受现实，所有的现实都是宇宙母亲的决定，都是最好的最佳的结果。自己小我，不知宇宙母亲的大局，眼前看似好的，未必是正确的，目前的不满意，可能是一生成功的关键。包括生病也有深层意义，使我们更加接近自己，体悟生命的本质和意义。

宇宙母亲，我很幸运成为你的孩子，感恩你的爱和支持，让我健康并充满幸福。我祈求智慧和力量，以更好地帮助他人，一起成长学习。

像阳光洒满我的面孔，你的祝福让我充满恩典。我从头到脚都感受到你的爱。每当我看到你，这份爱便愈加深厚。你为我的生命谱写了一首歌，你就是我生命中的那首歌。这是生命至美的爱与喜悦。

## 爱心冥想

爱和喜悦一直在你内心，从来没有离开过，是不受外界物质环境影响的。你唯一需要做的就是感知她。

爱心冥想(Love Meditation)，内观感觉两乳之间膻中穴，你就知道快乐无时无刻不与你同在！膻中是中医之气会穴，主一身之气；现代医学的胸腺所在，主一身之免疫；道家之中丹田，丹道要诀；藏密和印度教瑜伽七轮的爱轮，大爱根本！爱心冥想是集多年研究实践释、儒、道、医、瑜伽和基督教之大成，精炼而创，好好修习，必然感觉处处是爱，快乐永在！图

人都是身心灵三位一体的产物。最高境界的快乐是无我合一，痛苦全无。常人只需常存：1. 爱心（Love），2. 信任之心 (Faith and Trust), 3. 感恩之心 (Gratitude), 你便有无法言喻的快乐和健康。

爱心冥想，以爱为本，以定为用。结合禅宗戒定慧之定，和基督爱信望之爱，首先清除心理和情绪垃圾，拔除病根，使身心健康愉悦，然后直抵大道。独特之处，一是身心的快速疗愈，以爱为本，愉悦充满，二是使一般人很快都可以进入心安心定的状态，得入修行正道。身心定则正道入。

爱心冥想，以爱为本以定为用。爱为阳主升主动，以藏传佛教和印度瑜伽主爱的第四脉轮为中心，中医心气所在；以定为用，定为阴主降主静，以藏传佛教和印度瑜伽主性情的第二脉轮为中心，中医先天肾气所在。配以头部手势，打开潜意识，疗愈无比。爱心冥想的设计，重于今生之疗愈，受益立竿见影。身心健康大道自现，天堂极乐就在眼前，潜意识调整，抽去习气业力，生生世世得不退转。

有两种爱可以刻骨铭心能量巨大，一者是性爱，二者是母爱。二者在能量上一升一降，一损一益。性爱自私主降而能量损失，母爱（对孩子之爱）无私主升而能量丰益。有些病人习爱心冥想，性欲大起，当要避免。

佛家修行主以静悟，基督教主以爱行，是一对阴阳。爱心冥想是在静中体会爱的感觉温暖，生发爱心和感激之心，是治疗疑难杂症非常有效的方法。静的能量是清凉安静的，而基本所有危急重症和疑难杂症的病人，都需要温暖积极向上的能量。此即爱心冥想和静坐之别。

耶稣因爱而生，一生说爱、教爱、传播爱，终为爱而死，救赎所有人。他的爱是博爱，是无私的爱。我们以及宇宙万物无不是因爱而生，一生渴望爱、追求爱。如果能向耶稣和佛祖一样无私地奉献爱、传播爱，你将有无尽的爱！欲得之，先予之。

生命因性爱而起，因母爱而延续！爱心冥想有效利用这世间最强大的能量于疗愈身心疾病。

大家认为时间可以愈合任何创伤，可惜时间只是埋没创伤，不是愈合创伤。必须你自己去愈合创伤。埋没的创伤是永远的压力，是永远的病根。爱心冥想就是愈合心理创伤和情绪问题最好的方法。

中药治病，解除你身体痛苦，此生受用；爱心冥想，清洗心灵，不仅此生享受身体健康和心情快乐，而此心灵之光，生生世世不坠痛苦，福报无穷。

最新研究成果指出，免疫系统，特别是胸腺的衰退，是癌症形成的主因。正和我的爱心冥想是最有效预防甚至治疗癌症的方法之一，不谋而合。爱心冥想最重训练爱心丹田，正是胸腺！衰退的免疫系统才是癌症的主要原因，而不是衰老或者基因突变，因为其实我们每个健康人平时都有癌细胞，不是得癌症的病人或者老人才有，但是那些很快被免疫系统消灭了，或者被身体纠正了，没有形成肿瘤。所以形成癌症的主因是免疫系统失职。爱心冥想使身心快乐，以胸腺为中心，激活和恢复免疫系统功能。

科学研究表明，人一旦抑郁，即便未达到抑郁症的程度，免疫细胞都会变形，造成免疫系统功能障碍，形成多种疾病。爱心冥想专治人心，病人霎那间可以改变心情心态，疗愈自己，是治疗心理疾病和大病重病的重要方法。爱心冥想，小病无病尽受其益，亦是修道成佛回归伊甸园之法。

人在高兴快乐有爱的时候，不仅心情特别好，身体也特别舒服。为什么？体内的内分泌和激素分泌立刻都变了。这就是所谓的正能量，对身心有极大的疗愈作用。现代医学有激素疗法，使用化学合成激素，但这是你自己身体的纯自然激素疗法。重温过去的快乐和有爱的体验，就是在刹那间改变内分泌和激素，疗愈自己的身心。

当你在爱中的时候，没有恐惧，没有愤怒，没有烦恼，没有痛苦。只有从头到脚的温暖平静和快乐。你的整个内分泌变了，激素变化了，血液循环好了，疼痛消失了。这是无上之圣药。此爱是无条件之爱，非性爱。性爱多痛楚。此无条件之爱可见于母子（女）之爱，父子（女）之爱，没有孩子，可以养只狗去寻找体会。

爱心长存病不生，爱泉枯竭病不轻。爱心冥想爱泉通，爱泉流畅身心定。

爱是圣药，解一切痛苦。当你感觉自己处于爱的怀抱中的时候，没有恐惧，没有痛苦，没有怨恨，没有烦恼，只有爱的温暖和因此而生的感激之情，疗愈你一切身心疾病，是与生俱来的无上圣药。

每个人都承蒙自然（或称宇宙母亲，上帝，等等）之爱，因爱而生，有阳光、空气、水和食物享受生命，有父母所生为人，抚养长大，有孩子家人朋友让自己表达爱心，这无处不是爱，可惜大家认为理所当然，不加珍惜，不去感受。爱就在我们的一呼一吸，一思一念，一举一动之间。这是我们每个人要学习的功课。

服中药可以解今生病痛，但常做爱心冥想，与宇宙母亲融为一体，和宇宙母亲同步，接受和感恩宇宙母亲的爱，不仅现在快乐，生生世世远离痛苦。

每个人都有过痛苦也有过快乐，可惜大部分人都对快乐健忘，被痛苦纠缠，无法摆脱。爱心冥想让你随时重温曾有的爱和曾有的快乐，并让爱和快乐跟你形影不离，压力自然融化，痛苦自然消退，身心健康也就随之而来。


爱心冥想交通心神。我一直在实验如何用心直接治病。比如说在进入爱心冥想状态以后，告诉自己要飞或者告诉自己可以飞，停了爱心冥想以后身体之轻盈感觉如同减肥几十斤！如果告诉自己很强大，停止冥想以后，感觉自己非常接地气，如山一样牢固！心是意识，神或灵是潜意识，是宇宙密码，和宇宙能量相通，是一体的大智慧。无语言的境界可以和智慧的潜意识相连，但是偶尔语言，可以告诉潜意识清理情绪垃圾，打掉表面尘土，让真正蒙尘的牟尼珠光彩自现。特别是用于治病，必须在意识和潜意识之间架起桥梁，打开智慧之门。

很多人爱谈王阳明知行合一的心学。王阳明一般认为是儒家，其实其心学是佛道儒合一的产物。比如说，王阳明指出，仁义礼智信全根于一心，正是佛家的直指人心。但是知易行难？为何？知是在意识层次，行90%以上是潜意识层次，不受意识支配，也就是本性难改。潜意识为了保护自己设了层层堡垒，给人带上重重枷锁，只有借爱之力，有效的融化和改变潜意识习性。

心猿意马，魂不守舍，身心分离，如五马分尸，人不识其苦。若能每日收心守身，哪怕短暂时间，健康快乐也会日增。修习尹博士健康快乐三部曲，简单易懂，方便易行，主帅可运筹帷幄决胜千里，百万亿大军则祛病、攻城掠地、快乐永存心中。

爱心冥想，治病强身，愉悦身心，提高情商，助您成功！
《健康快乐事业成功之爱心冥想》

在爱心冥想中感受爱的感觉，感受感恩的感觉，感受宽恕的感觉，感受诚信的感觉，感受满足的感觉，感受快乐的感觉，感受充满自我价值的感觉，不仅可以破一切烦恼疾病，生活幸福，事业成功，更能逐渐实现天人合一。

医生看病人，若能够从真心深处以爱相待，病人的潜意识就会接受你的能量，诊未完而病始愈，加以正确用药，身心同治，事半功倍。

爱心能量的使用可以处处展现。大家都会感受别人对你无私的爱带来的温暖。开中药方加一味爱，给家人做饭放点爱的配料，方方面面，观察一下变化…这就是转恐惧驱动为爱驱动的生活工作和做人方式。

宗教和社会教育都强调爱他人，但是都缺乏爱自己的教育。自爱是爱他的基础。一个连自己都不爱的人，是不可能爱别人的。一个不爱自己的人，因为缺乏爱，渴望从他人那里寻求爱的满足，苛刻要求别人的爱。一个自爱的人，会有爱的满足，自然会将爱的能量辐射给他人。

做人先要学会善待自己，爱自己。听似滑稽，但是大家都忘了，需要提醒。读尹博士健康快乐三部曲，学如何爱自己。

爱自己，听似滑稽，你可能问谁不爱自己？其实不然，你欣赏过自己赤身裸体的美吗？还是从来没有正视过？甚至觉得丑陋？你看到自己身体的每一个部分感觉爱吗？还是厌恶？你为自己自豪自信吗？还是自卑？爱自己是身心联系的桥梁，健康快乐的基石。

你真爱自己吗？可能都回答是。实为错觉和错误理解。每个人都自私是真，但是自私和自爱完全是相反的两码事。能完全接受自己吗？仔细欣赏过自己赤裸的身体而觉得无限的美吗？实际上都是为了自私，掩藏真我装成他人。能善待自己常让自己快乐吗？实际却是为了自私的虚荣而永沉苦海。真心赞美过自己吗？实际都是尖酸刻薄的批评。

我们每个人都是爱和快乐的合成体：因父母性爱而发生，环绕在最爱最快乐的高潮环境中开始，在精卵鹊桥相会快乐之爱中诞生，在无私的母爱中成长，所以我们每个人都是爱和快乐。却又都忘了根本，渐渐失去爱和快乐，失去了赖以生存的根本，成为无根之木，无源之水，故痛苦丛生，疾病接踵而来。

你的手蕴藏着神奇的力量。在你的抚摸中，孩子感受无比的温暖和爱意；握手使人建立友谊与信任。同样，当你带着爱，抚摸自己身体时，他会因爱而愈。！

像爱惜口舌一样爱惜你的肛肠，像爱惜脑一样爱惜你的肚子，像爱惜眼睛鼻子一样爱惜你的生殖器官，像爱惜你的手一样爱惜你的脚。你嫌弃谁，谁就得病让你学会爱她。

对你的每个器官，常要诚心地欣赏、赞美和爱抚，会让你的全身洋溢着自信、满足和幸福。

我们都渴望得到别人的认可和赞扬，却很少认可和赞扬自己。每天花一点时间来认可赞扬自己的好处，你会为自己的改变感到惊讶。

感恩也不可忘记自己。感恩自己经历风风雨雨、起起伏伏，依然坚定不移一路前行。感恩每一个器官、每一个细胞对我们生命的无私奉献和支持。你爱它不爱它，它都默默地不离不弃！

治疗过很多青少年抑郁病人，问他们父母爱他（她）吗？
都说不爱，虽然父母爱如掌上明珠。人对神的爱亦是如
此，不知自己沉浸在大爱之中。去向神祈祷更多的爱是没
有用的，因为你失去了对爱的感知。只有当自己爱神的时
候和学会感受爱的时候，你会明显感觉到不一样的欢乐舒
服。

恨别人就等于恨自己，爱别人就等于爱自己。为什么呢？
你感觉体会一下就明白了。

祝福的力量：祝福有没有用，取决于双方：第一，被祝福
的人要相信、接受、感觉祝福。要理解这句话，就想想别
人说你无能，你自卑的感受。深信不仅会行动，潜意识也
会努力寻求方案。所以祝福也要可信。第二，祝福的人要
诚心动念。宇宙就是能量场，起心动念不仅影响自己，也
影响他人。

我为你送的祝福是爱的滋养，爱的幸福，爱的安祥。有爱则身心安宁，身心安则善为人处事，且聪明智慧，事业则事半功倍，财福自来。

我们每个人心中都有很多错误的信念，比如说认为自己要比别人好自己才好，只有别人觉得自己好自己才好，等等。这些错误信念造成各种身心问题。但是这些错误信念根深蒂固在潜意识中，所以江山易改本性难移。通过爱心冥想，进入深层潜意识进行修改之法，是最高之法。

常怀感恩之心，人必处处得贵人相助，身心必然得健康幸福。感恩宇宙母亲，感恩所有有缘相见相识的人和物。

感恩使人健康，感恩使人快乐，感恩使人好运，感恩使人成功。感恩所吃所用，感恩每一件事都是为了自己成长。不要忘了爱心冥想培养你的爱心，感恩心和快乐心。

我，是孤单的，一个人，无助而渺小；我们，是一起的，不再孤单。你从来就没有孤单过，因为你有百万亿个生命与你同在。如果你能用"我们"代替"我"，你的生活将变得彻底美好。人体大概有百万亿细胞，另外有百万亿细菌病毒真菌和其他微生物组成的庞大的微生物群。

生命是值得敬畏的最大奇迹，生活是值得尽享的不解之谜。

生命是个可享之谜。但是，你需要信心和信任去享受她。否则，她会成为一个让你恐惧的未知。对宇宙母亲有信心和信任，对自己有信心和信任，对未来有信心和信任，可让你尽享生命之谜。

你内心有一个知道真相的自我，有一个非常困惑的自我。他们的差别越大，你的痛苦就越深。如果你活在真相中，就不会有痛苦折磨。

与过去、现在和未来和平相处。人生自有最好的安排。

不要以恐惧对待生活，而要以爱相应，你会有意想不到的惊喜！

不要匆匆地过完一生，要耐心地享受一生。

生活要开放，充满喜悦和力量！

放下痛苦和酸楚，沐浴仁爱与喜悦。

一病人用爱心冥想治疗，霎那间解除多年心痛多年肾疼，治心之法不仅无药毒，更是唯一拔除病根之法，为什么所有病包括癌症都会复发？心事未解。现在心理医生大多无益，多是重揭病人伤疤，医生天天接触负面，自己可能也成为心理患者。

爱心冥想可以结合各种宗教，加强疗效。爱上帝，爱佛菩萨，爱神仙。如果不信宗教，也可以爱自然，爱老天爷，爱宇宙母亲，甚至爱自己。一位教会白人牧师，接受中药治疗的同时，修行爱心冥想，以感受上帝之爱和对上帝的爱。给他介绍了爱轮中心的胸腺，结合他信仰上帝的祷告，融于一体。

一女大学生复诊，马上要回学校，妈妈叮嘱我教女儿如何减压保持心情快乐。我就教她爱心冥想。我说常做爱心冥想，不仅自己成为快乐的人，自愈健康，人会更美，因为笑容常在，魅力大增。少女会心领悟，感谢不已。

癌症病人经常有一个共性：找不到任何爱！感受不到任何爱！并不是家人亲人不关爱病人，而是病人感觉不到。爱的源泉枯竭，与此世就没有存在的理由了。凿开爱的泉眼，爱泉不竭生命不息。这是我在药物以外重要的调理手段。疗效的一个标准，就是看我有没有重新凿开病人的爱泉，爱心升起，就放心很多。


一年轻胃癌四期病人，手术半年后多处扩散。问过去有没有不堪回首的记忆，一讲骇人听闻。我告诉他，这不堪回首的事件就是病根，让他好好做爱心冥想，拔除病根。配合中药，解决他现在化疗副作用，减少痛苦。他非常用功，一生不敢面对的事，3 天化解！可以平静地回忆那件事情，而不再毛骨悚然。一旦身体中压力之源解除，身体自愈能力恢复，用药助之可以事半功倍。

一奄奄一息癌症病人，放弃生存，只求一件事，就是减少痛苦和对死亡的恐惧。教她爱心冥想，但说丝毫没有爱和快乐的记忆。我问她还记得太阳和太阳的温暖吗？还记得任何美景吗？说记得。此是宇宙母亲之爱之光和生命，可以冥想，清理心境，打造前程坦途。大部分癌症病人都找不到爱的回忆，不快乐，但只是他们心理感受，并不等于没有家人亲人爱他们。

欢心禅舞（Joy Dance）是继我创爱心冥想之外的另一创新。是一种极其有效的身心健康法，集禅定和运动于一体，集运动和艺术于一体，集修心和健身于一体。在欢快的音乐中，让身体自然翩翩起舞，没有任何思维控制，全心感知身体舞蹈的感觉和音乐的快乐。在快乐中解决疾痛，在喜悦中抚平创伤。久而久之，身心健康，举止优美，幸福快乐。

一早醒来听到小鸟快乐叫声，接着做了一个小时爱心冥想，又跳了半个小时的禅舞！心中快乐远胜那鸟语花香，舞姿优美赶超那西施貂蝉。一天之忙碌尽在不知不觉中。

# 成功之道

理解生命就理解了生命的一切表现，包括健康快乐，生活工作事业。丰富的生命就是处处圆通，处处成功，时刻快乐，而不是时时处处的挣扎。你如果在挣扎就已经走偏路了。

在轻松自在的生活中获得成功、健康和快乐。看起来似乎违背常理，甚至不可能，但这才是生命应有的本态。让你的本心（下意识和潜意识）与之相合，而不是依靠意识思维和意志力的挣扎。

大部分的人们每天耗尽心血，甚至不吃不睡，为了赚钱，为了出名，认为有钱了就幸福了，就快乐了，所以也是为了追求快乐。可惜当你一个又一个梦想实现的时候，发现自己不仅还不快乐，而且越来越痛苦，因为身体都垮了，压力更大了。所谓的成功人士们基本如此。追求功名利禄，也不是什么错事坏事，但是要明白本末，明白功名利禄不可能给你带来健康快乐，不要因此而影响吃饭睡觉和心情，这是全面的成功。因为人们在盘算成功的过程中，没有加入最重要的因素在内，那就是健康，而健康却是快乐财富幸福的载体，没有了载体一切都是空虚。

有人问生活与解脱为什么不能同时成功？真理只有一个，出世与入世其理一，身与心其理一，健康与事业其理一。故道德经于修道健康事业，政治经济军事，无不是至高宝典！不能在生活事业健康处处圆通，是未得其道。美国创业者杂志刊文，灵性不只是成功要素，而是成功本身，正是此意！身心一体法，不仅用于治疗身心疾病，一样用于生活、社会关系和事业的成功，让有缘人处处圆通。

一生呵护身心健康，收获的是健康快乐；一生致力于功名利禄，经历的是痛苦挣扎。若能在呵护身心健康的前提下，努力于功名利禄，则可事半功倍而万全。

一个人身心健康，不仅聪明有加，智慧益开，自信充满，心常喜悦。外表内在都会有极大魅力。这自然会带来与人交往和社会关系的成功。世卫组织对健康的定义就包含了身体，心理和社会关系三个方面。所以身心健康永远是最好的投资！

心堵则身堵，社会关系亦堵，心通则身通，社会关系亦通。反之亦然。一通百通，一堵百堵。

上帝给每个人都有过人之处。善于观察发现自己的长处，以己之长搏人之短，可以事半功倍，脱颖而出。努力把自己活成别人，只是自寻苦恼，自找失败。田忌赛马传佳话，孙膑智慧成全他。以己之长搏人短，事半功倍必发达。

心之大小，限定了一个人成就之大小，行动之力，决定了一个人能否成就。心行一致是成功关键。心不达则无行动，有心无行则是白日梦。

我治疗你的身体，可以去除你的疾病痛苦，我调理你的身心，可以改变你一生，不仅健康，更开通你的事业通途，一生美满幸福！

中医是天人合一的身心学，不仅治病，而可解天下事。身心决定了你的性格，以及所有工作和生活的行为，决定了你的成功和失败，决定了你的命运。比如说生活、求偶、工作无不受自信心的影响，你挣扎一生的自信心，中医调理，手到擒来。

时间最宝贵，因其有限，要最好利用，成长自己和帮助他人。任何浪费时间的人和事都应立刻终止。

战略上可以傲视群雄，行动上必须孜孜以求。

人们把意志力视为一种力量和长处，但是它的失败率超过95%！你想做却做不到，或者你不想做却无法停止。你的意识有一种想法，但你的潜意识却另有想法。这种痛苦的挣扎，破坏你的健康、快乐和成功。通过改变潜意识，和潜意识达到和谐，则事半功倍。

不要浪费生命做自己讨厌的工作，那是虐待自己。做自己喜欢的事，会带来快乐成功，并完成自己的使命。

如何成功？1. 首先要尽心尽责，责不尽心不安；2.事事必须了结，若千头万绪，则每件事都在心里拼命叫你；3. 没有任何问心而愧之事，愧疚恐惧耻辱必将你的心拉向黑暗痛苦。

对我影响深远的三个老板忠告：1. 大学毕业刚刚工作时，香港老板强调"善干而不是苦干"；2. MBA 毕业刚刚工作时，犹太老板说"平衡工作和生活"；3. 把我带入信息安全的印度老板说"前任经理整天忙着开会被辞"。

世上绝对人人平等的，是每天拥有的时间，分秒不差！然而对时间的利用取得的成就，却有天壤之别。原因如下：1.不知事情轻重缓急，不分主次先后；2.拼时间，拼老命，但不知拼效率，身心坏了，形成恶性循环；3.只有聪明没有智慧，不会休息，不知劳逸结合。你如果善于处理上面三个原因，你的人生收获就会大不一样。

成功关键：1.思维能力和思维过程；2.践行能力和践行过程。无论高科技还是中医领域，这都是成功最关键。雇佣员工面试也主要看这两点。知识和经验呢？有用，但不是关键。有了以上2点，可以很快学习知识和经验。

拖拉不仅是事业成功之天敌，也是健康快乐之大患。该做的事情立刻完成，不仅带来很多满足感和成就感，而且彻底减除潜在压力，使自己真正的自由自在，健康快乐。

有计划固然好，不能没有方向。然而你有你的计划，生活有自己的计划。计划失败，眼下不爽，但从长久看，经常是好事，只要从中吸取经验教训，就受益匪浅。生活最清楚你的人生目的。

美国华尔街日报和 INC 企业杂志各自刊登文章，谈如何通过"无为 - 什么都不做"而增强创造力和提高生产力，比如说修心打坐，并以乔布斯和爱因斯坦等为例。西方人对东方文化也是在学习的过程中。乔布斯是禅宗修行者，师从在美国极有影响的曹洞宗铃木禅师弟子。

最常听人说的一句话就是太忙，没有时间干什么。其实每个人都有充足的时间，等量的时间，不是没时间，而是所说的事对他来说，不是最重要，不是需要优先解决的事。

工作忙学习忙，吃好睡好心舒畅，压力山大亦如常。鱼翅熊掌可兼得，身心事业两不妨。

# 使命与展望

这世界最有趣的事是理解生命，不仅使自己永远在快乐中漂浮，而且传播爱和快乐，帮助别人改变生命轨迹...

高科技只是弄潮儿，只是在大海的表面冲浪，而平静的大海深处无穷无尽的奥秘，才是我真正有兴趣的，有激情的，这就是体悟生命。

别人指点江山，我爱体悟生命；别人堆金如山，我爱智慧盈满；别人读书万卷，我爱观此一心。无需同流，不惧异类。

小时候"学好数理化，走遍满天下"，走遍天下后，才意识到"通内经伤寒，拯救全天下"。

凡才圣道：羡李白气势，慕苏轼之才。喜岐黄之术，好仲景之方。学孔子之教，修老庄之道。参释迦之禅，行耶稣之爱。

我本一点灵性，自由无时无空。忽然坠落三界，不知何去何从。左参右悟其因，不可虚度此生。虽在三界之中，自由不缚五行。良药以济苍生，清流救度心性。

慕道记：自幼恋水又爱山，云游名山遍访仙。亦曾隐居于终南，师从法融在楼观。再入韶关云门寺，跟随佛源来修禅。羡仙慕佛自在安，只因红尘多恼烦。踏破铁鞋无处见，蓦然醒悟在心间。

观世事沧桑，见生老病死之苦。悟生命真谛，得成长定慧之乐。

体悟生命之玄妙，践行随缘而救度。改抑郁之情为快乐之心，变沉痛之体为轻松之身。疗愈怪病难病不治之症，见证中医之伟大。几剂草药一点心法，取之自然来自智慧，明示天人之合一。

体悟生命，认识宇宙之最高智慧和真理；随缘救度，解除有缘之各种痛苦和烦恼。一股清流洗人心，让人间发现爱；一剂良药济苍生。使宇宙更健康。

融出世之法于入世之道，于红尘之中行仙佛之踪。今生人间成功健康幸福，来世天堂荣耀与神同在。

体悟生命，传播健康之真谛理念。指导众生，身心健康未病而先愈。践行经方，以天然之法医人之病。唤醒心性，走出自我而明心见性。

我希望自己是一颗星星，一颗闪亮的星星。用自己的光，点亮别人的心灵。我希望自己是一颗星星，一颗爱做成的星星。用自己的爱，温暖别人的心灵。我希望自己是一颗星星，一颗智慧的星星。用自己的智慧，放飞别人的心灵。

以医会友，尽解天下痛苦，以道会友，广结天下智慧。

找我治病皆是缘，不去说服不去劝。有缘伸手求助援，一剂良药解苦难。

有求必应：茫茫人海六十亿，与我交集不容易。有缘若受病痛苦，来求必应当尽力。

一日为我病人，终身成为朋友，一起呵护你的身心。

以中医弘扬中国文化，使蒙尘瑰宝普照有缘。以中医展现宇宙母亲，使永存慈爱泽被万民。

# 结语

感谢您阅读《明医至言》，愿本书成为陪伴您身边的朋友，成为您身心旅程中的明灯。

身心之道，重在知行合一的体悟与实践。若您能从书中任何一段文字中得到启发，感到共鸣，身心疗愈，那便是最好的回应。

愿与有缘之人，共行身心智慧之道。

—— 尹明杰

# 致读者

欢迎与我微信联系、交流阅读感悟，或了解更多中医、自然疗法与修心养性的相关内容。

**添加微信：**

微信号：MotherUniverse

或者扫描下方二维码，与我建立联系。

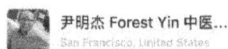

尹明杰 Forest Yin 中医...
San Francisco, United States

Scan the QR code to add me as a friend.

访问官网：AshiHealing.com

www.ingramcontent.com/pod-product-compliance
Lightning Source LLC
Chambersburg PA
CBHW022043020426
42335CB00012B/516